AF343036

Hector GRASSET

INTRODUCTION
A L'
HISTOIRE
DE LA
MÉDECINE

III

Hérédité — Générations
Tempéraments & Maladies

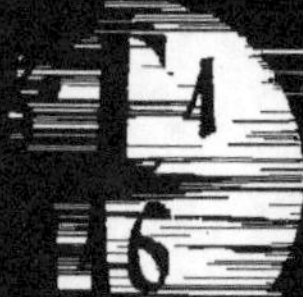

Docteur HECTOR GRASSET

LICENCIÉ ÈS-SCIENCES PHYSIQUES

INTRODUCTION
A
L'HISTOIRE
DE LA
MÉDECINE

III

Organes génitaux = Génération
Prostitution & Maladies

IMPRIMERIE ZOLLER FILS & Cie

82 & 84, RUE SAINT-SEVER -- ROUEN

Docteur HECTOR GRASSET

Licencié ès-Sciences Physique

INTRODUCTION A L'HISTOIRE
DE LA
MÉDECINE

III.

Organes génitaux. — Génération
Prostitution & Maladies

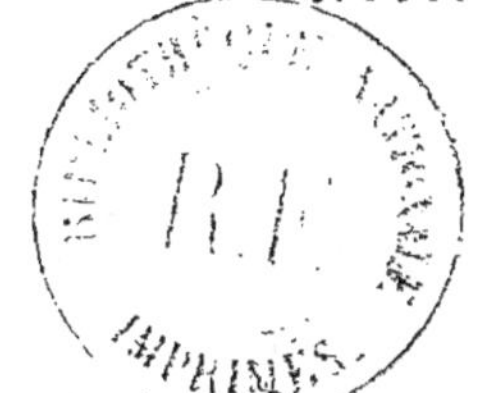

En latin moderne : œdœographia, est la description des organes génitaux ; œdœologia, leur étude ; œdœctomia, leur dissection (venant du grec αἰδοῖα) ; l'anthropogenia est l'étude de la génération.

Il est assez remarquable que les médecins ont toujours employé un langage pudique, quelquefois voilé, pour désigner ce qui se rapporte aux organes génitaux, considérant comme obscènes les termes employés par les poètes et les historiens. Il en est résulté qu'ils ne nous ont guère transmis de données sur les origines ou la description des maladies provenant des abus génitaux, et que l'on a longtemps considérées comme récentes, les maladies vénériennes presque aussi vieilles que l'humanité.

Les Grecs s'excusaient, en parlant de ces choses, se disant grossiers et barbares, αγροικος και αμουσος ειμι, et il était convenable au Latium de froncer le sourcil, conveniens Latio pone supercilium, pendant que les poètes répandaient leurs écrits joyeux, versi jecosi, carmina plena joci.

Celse (lib. VI. cap. 18) nous dit : « Je dois parler des maladies des parties honteuses, partes obscœnas, les mots dont on se sert chez les Grecs, pour désigner ces parties, sont moins choquants et ont été adoptés par l'usage. » Ainsi les médecins latins employaient les termes grecs, et Celse n'emploie que peu de mots latins pour les organes génitaux. Plus tard, les médecins qui écrivirent en Français, intercalèrent le latin aux passages scabreux qu'il convenait, latine discrète. En 1598, Pineau avait fait en Français, un manuscrit traitant de la virginité ; on le força à le publier en latin, et encore les Allemands n'en permirent pas la vente à Erfurt. Je me rappelle aussi une leçon d'Histoire de la Médecine du professeur Laboulbène, bien vulgaire cependant, où il ne parlait du pudendum, qu'avec une mine effarouchée.

Si l'on enseigne aux grands Séminaristes, toutes les phases de la turpitude humaine, afin qu'au confessionnal ils puissent mesurer l'étendue des fautes des pécheurs et pécheresses, à plus forte raison, le médecin qui a à combattre les résultats des débauches, doit-il être très-versé dans tout ce qui concerne la nature humaine. Il ne fait pas acte d'obscénité ἀναίδεια, ou d'impudicité ἀσελγεια, en nommant les choses par leur nom, et il ne considère pas comme termes obscènes, nuda verba, prœtexta verba (Suet.) les expressions qu'il emploie. Cicéron disait : Liberis dare operam re honestum est, nomine obscenum, c'est une chose honnête de faire des enfants, c'est obscène de le dire. Je ne suis pas de cet avis au point de vue médical, donc l'historien recherchera dans la littérature des enseignements que les anciens médecins ont omis, et il lui sera nécessaire de connaître toutes les formes des expressions populaires, même les plus grossières. C'est ce que je vais faire, sans souci d'être traité de libertin, ἀκόλαστος, ou égrillard φιλοπαίγμων, ou d'obscène, purcus, πορνοκόπος, πορνογράφος, pornographe.

L'acte générateur, le plus important de la vie, étant universel, ne mérite pas d'être placé parmi les choses honteuses, et l'antiquité l'avait compris. Il fut à l'origine l'objet d'un culte pur ; chez les Orientaux, les organes génitaux étaient considérés comme sacrés, et les Juifs du temps d'Abraham, prêtaient serment en touchant le parties génitales de celui avec lequel ils étaient en rapports. Dans l'Inde, c'est sous la protection des dieux, que s'installe le culte du lingam (parties mâles) et celui du yoni, juni, youni (parties femelles), en forme de Δ ou ◊ ; bien que le lingam soit quelquefois la représentation de la fusion des deux ◊ (ovale horizontal, au milieu duquel est fiché le style ; c'est le dieu Pulleiar, symbole de Siva.

En Égypte, le phallus ou simulacre de la virilité, représente la force génératrice du Soleil au printemps ; Horus tient un sceptre de la main droit., et son phallus en érection l'est par sa main gauche. Dans les monuments de Thèbes, un Osiris tient son Phallus de la main droite. et le fait éjaculer pour produire les animaux et les hommes. On trouve dans les fouilles des phalli simples ou doubles, ou unis à un corps quelconque.

En Grèce, c'est le Priape, πρίαπος, dieu des jardins, dont l'origine viendrait d'Égypte, avec pri ou prè (production, principe), et Apis (haut, élevé, puissant, père); dans le choix du dieu taureau Apis, on faisait grand cas de l'énorme développement de ses parties génitales. En Syrie c'est le Baal Peor. En Italie ce sont les dieux Faunus et Aegipan; les ipsullices (Fest) étaient des effigies en feuilles de métal représentant les parties viriles et servant d'amulettes. Que ce soit dans l'Inde, la Syrie, l'Égypte, la Grèce, l'Italie, etc, les femmes portent ostensiblement des bijoux représentant les parties naturelles, sans le moindre soupçon d'impudicité; c'était le porte bonheur que remplace actuellement le petit cochon breloque.

Certes, à la longue, les cérémonies cultuelles en faveur du principe de la génération, engendrèrent les pires orgies et débauches; c'est dans la nature humaine. Il en fut ainsi pour le culte de Venus, ἀφροδίτη, génitrice, εὔσαρκος, κουροτρόφος, γενετυλλίς, né à Babylonne (culte de Mylitta); passant en Syrie (Astarté). Culte pur sous le nom de Venus Urania, il dégénère sous celui de Venus Pandemos ou Vulgivaga, à l'usage des étrangers. A Rome, Venus prit les surnoms de Myrtea, Cloacina, Erycina, Victrix, Verticordia, Calva (à une époque du roi Ancus, où une maladie (syphilis?) faisait tomber les cheveux aux femmes). Encore au Moyen-Age, les femmes stériles qui voulaient enfanter, au lieu d'aller, comme les romaines, coïter avec le phallus du dieu Priape; le faisaient avec les pendeloques de St Guerlichon (Normandie), St Gilas (Anjou), St René, etc.

*

*   *

Les parties génitales ont des noms communs pour les deux sexes. Il est bien caractéristique chez les Grecs, τὰ αἰδοῖα (de αἰδοῖος, honorable, vénérable); encore: αἰδοιότερος, αἰδοιέστερος. Quelquefois ἀσχημοσύνη, nudité; ἐπίτιμια, sur ce qui est en honneur; τὰ μέζεα, ce qui est au milieu; κατὰ ἐξοχέν, ce qui est en bas; χοιρος, pourceau.

En latin, ce sont encore les parties respectables, verenda, verendae partes (Plin. Veg); les parties pudiques ou organes de la pudeur, pudenda (Aus. Aug), pudenda corporis (Minuc.), pudimentum (gloss.) pudibilia membra (Lamp).

pudor; (Lucr), dont les modernes ont fait pudendum, que l'on a mal inter-
prété par parties honteuses. Il y a aussi : patrimonium, le patrimoine.

Plus directement nous trouvons : genitale ou genitalia, genitales partes
(Lucr), genitalia membra (Ov); en abrégé : pars, la partie ; pars corporis, pars
obscœna. Sexus, le sexe; natura (Cic. Plin), la nature; naturalia (Col. Cels);
naturale (Cels); inguen (Cels); encore : medius, media, le milieu; pedes,
le bas; lanuvium, l'endroit laineux; le viscère : viscus; la partie voi-
lée, velenda corporis (Plin. j.); exta obscœna, obscenum (Ov.) Par métaphore :
lumbus (Pers. Juv), les reins; vas, le vase; vasatus (a, um) qui a de grandes parties.

En vieux français c'est : le Ses ou sexe (1457). la nature, naturette,
naturance, natureté, naturalité, 1585; les parties pudibondes, pudicques,
pudendes ; puis : la honte, ancta, amta, anta ; l'humanité (1244-1577);
la pauvreté, pauvretez, paupretat, paubretat, paupertal, pauretat ; la
chose, chioze, chouze, chosse, cosce, couse ; les Pays-Bas; Enfin : cliquaille,
engin, vergoigne, vergogne, calibistri, callibistris ; les parties, le cas. La
partie velue du pubis s'appelle : pegnil, penil, penillier, poinill, pa-
noc, penchenilh (roman).

Les parties viriles de l'homme ont d'abord été connues topographi-
quement, par leur place externe. Pour Rufus, la partie qui pend,
ou verge, s'appelle καυλός, tige, ou στήμα, fil; tandis que la partie
fixe ou racine est ὑπόστημα, ou le col de la vessie κύστεως τράχηλος. Les
autres termes pour la verge, sont encore : κωλή, καυλον, tige; αἰδοῖον,
πρόσθιον, σάθη, πεος, φαλλός, κρεάκος; πεωδής (Eustath.) est celui qui a le
membre gros et gonflé. Le pénis, présente à considérer, le gland
βάλάνος avec sa couronne στεφανη, et le prépuce πόσθη (aussi membre
viril), ἀκρο βυστία, ἀκροποσθια (Hipp). ἀκροποσθιον, πιθη, επαγωγιον (Dioscor),
dont le filet se nomme κυνι, chien; χιων est tantôt la partie infé-
rieure du prépuce, tantôt la verge. On trouve aussi des expressions
figurées pour le membre viril : πρόσθεμα, προστιθεμι, ce qu'on a-
joute; μόριον le membre; σαρκιον, la marque, la preuve; προβασκανιον
le mannequin, l'amulette; λογχιλλιος la petite lance; μυκης le cham-
pignon; οπλον l'outil; χορδή la corde, le tendon; τυλός (Poll.) la pro-
tubérance; πασσαλος, le clou, la cheville; ροπαλον le gourdin; σαυρα le
lézard, l'anguille; κριθην le grain; φλεψ la veine, le conduit; μυξαν,
ουρεν, etc. L'État d'impuissance des parties génitales, se caractérisait
par ἀπρακτα, et celui dont le gland était imperforé ou mal perforé
se nommait ἀτρητος ou αναγειαον; Galien appelait λειποδερμος, celui qui

avaient le gland découvert ; le γυπιπαλῶπηξ est celui qui a le membre viril en érection.

Appendu à la racine de la verge, se trouve un sac, le scrotum ou bourses, ὄσχεος, ὄσχεα, ὄσχεον, ὄσχεα, ou encore κήρυς, κηρύς, avec un raphé médian ὑππόπουρις ; le fond du scrotum se nomme πυθμήν et la partie relachée λακκόπεδον, d'où le nom de λακκοσχέας à ceux qui ont le scrotum très-pendant ; le relâchement de la peau du scrotum, s'appelle ἐκκώσις. Dans le scrotum, se trouvent les testicules, αἰδοῖα, ou mieux les jumeaux δίδυμοι, l'un droit ἀρρενογόνον, l'autre gauche θηλυγόνον ; entourés d'une tunique séreuse ἐρυθροΐδης χιτών, que nous appelons vaginale, (sur laquelle s'épanouit le muscle crémaster, au pluriel κρεμαστῆρες) et qui est doublée d'une autre enveloppe, le dartos δαρτός. Le testicule a encore des noms figurés : le plus commun est ὄρχις, orchis, olive, ὀρχίπεδον, ὄρχεις, d'où dérive notre terme orchite ; puis κόκκοι les pépins ; κόλυθροι les figues ; κύαμοι, les fèves, etc. Les testicules non descendus dans les bourses portent le nom de κρυψόρχεις. Le testicule présente une tête κεφαλή, et une partie attenante l'épididyme, ἐπιδίδυμις, qu'Hippocrate appelait παραστάτης, mais ce terme parastates, pour Hérophile et Galien était synonyme de prostate, cependant englobant les vésicules séminales, car Rufus dit au pluriel παραστάται ; la véritable prostate était ἀδηνοειδεῖς παραστάτης.

La structure intime de l'appareil génital mâle était mal connue des Grecs. Hippocrate connaissait vaguement les vésicules séminales qui ne furent bien mises en description qu'en 1560 par Rondelet. Le crémaster et la vaginale étaient confondus sous le nom de membrane érythroïde. Hérophile et Galien nommaient parastates variqueux ou cirsoïdes, l'épididyme et le canal déférent, et parastates glandulaires l'ensemble des vésicules séminales et de la prostate. Rufus décrit bien le canal déférent sous le nom de vaisseau blanc, mais dit qu'il sert à l'érection et que certains le confondent avec le crémaster ; les vaisseaux spermatiques sont nommés σπερματικά ἀγγεῖα. Galien croyait issus des os, les corps caverneux du pénis qui se gonflent, dit-il, par la présence du sang et des esprits ; il nomme vaisseaux pampiniformes (à cause de l'enlacement) les artères et veines du testicule, et il pense que les epididymes sont constitués par un lacis de vaisseaux sanguins ; il sait que les testicules sont un principe de force pour les animaux et nécessaires au développement de l'homme, car les casteats ont des signes de dégénérescence. C'est Fallope qui le premier a bien montré l'origine des artères du pénis, et nommé l'artère honteuse interne hypocystica. Van Hoorne, 1649, donna le premier une assez bonne description de texture du testicule.

Avec Béranger de Carpi, Ch. Estienne, Fallope, Varole, Dulaurens etc, on débrouille l'anatomie des voies spermatiques et des visicules séminales qui s'ouvrent avec le canal déférent dans l'urèthre, par une éminence qui porte les noms successifs de caroncule, tête de poule, verumontanum. Achillini décrivit le ligament suspenseur de la verge. Vésale, Franco, Nuck, etc, pensaient que le péritoine passe par les anneaux inguinaux, forme une gaine au cordon et constitue la vaginale, Ruysch réfuta cette assertion, mais Mery, 1701, montra comment dans certains cas de hernie congénitale, il peut même y avoir de l'épiploon. Haller, 1744, s'occupa de la question de la descente des testicules chez le fœtus et chez l'homme. Rau (professeur à Leyde. 1737) montra que chaque testicule est enfermé dans un sac particulier, et que les deux ne sont pas simplement séparés, comme le croyaient Béranger de Carpi, Ch. Estienne et Massa, par une cloison spéciale, médiastin du scrotum. Enfin Highmore décrivit dans le testicule, le corps qui porte son nom ; il le prenait pour un canal ; de Graaf démontra que ce n'est qu'une cloison membraneuse servant de soutien aux vaisseaux séminifères.

Les Grecs nommaient le sperme σπέρμα, γονή, θορός, σπόρος, mais leurs idées physiologiques à son égard étaient vagues. Pour Alcméon, la semence était une émanation du cerveau ; Aristote disait que c'était l'humeur du corps la plus noble et la plus précieuse, humeur excrémentitielle, περίστωμα, renfermant un principe immatériel, éthéré, principe de toutes les parties du corps. Pour d'autres le sperme était existant dans toutes les parties du corps et rassemblé ensuite par les vaisseaux dans les testicules. Galien prétendait que cette séparation du sperme du sang, se faisait dans les vaisseaux pampliformes et que le sang a déjà blanchi en arrivant aux testicules dans les cavernes duquel il se mûrit. Plus tard au M. A.

on crut que c'était la prostate qui donnait le sperme, erreur que de Graaf réfuta en montrant les canaux propres de cet organe. Merry, 1684, Cowper, 1689, Littre, étudient à fond les glandes du canal uréthral et les lacunes de Morgagni, pour montrer les principes additionnels à la sécrétion principale; Plazzoni (de Padoue) décrit les sinus ou lacunes du canal uréthral. Plantade a vu les spermatozoïdes avant Louis de Ham et Leuwenhoeck; Kaaw-Boerhave a cru démontrer qu'ils se forment dans l'épididyme, se développent dans les canaux déférents et les vésicules séminales.

La découverte des spermatozoïdes donna lieu à de vives controverses, d'autant que l'imperfection des microscopes ne permettait pas de les détailler avec exactitude, et que certains auteurs croyaient y trouver la forme d'un homunculus. Wallisnery disait qu'en supposant que les animalcules spermatiques existassent, ils étaient sans pouvoir dans la génération. D'autres prétendaient que c'étaient des parasites comme il s'en forme dans toutes les humeurs abandonnées à l'air. D'après le Camus, ces germes étaient autant de petits cerveaux (noyau animal) amenés du cerveau par les nerfs du testicule. Malgré que Fourcroy (fin du XVIIIe s.) eût trouvé une analogie chimique entre le sperme et le pollen des végétaux, ce ne fut qu'à la fin du premier quart du XIXe s. que fut démontré le rôle du spermatozoïde.

Chez les Latins le mâle, mas, mare secus, vir, en possession de la virilitas, avait des organes qui prenaient les noms généraux de: vir; virilia membra; vilia membra; vis, force; pars virilis; peculium (Plau. Petr) viriliter (M.A). Figurativement, ce qui pend: pensilia virilia; pensiles membra (Priap.); ce qui pèse: pondus; dans un sens obscène: abdomen, pranter (bas-ventre; au M.A: radicalia, membra seminalia, tescua.

Les appellations de la verge sont multiples. Celle qui est classique et employée par Celse, est coles, caulis, caulos, tige; en poésie, c'est le membrum (Priap.); la verge, veretrum, veretillum (Appul), petite verge; ou la mentula (Cat. Mart); le diffutata mentula ou mencla (Cat), c'est la verge épuisée par les excès; le terme penis, queue des animaux n'est employé que dans la basse classe, et c'est justement celui qui est devenu scientifique. Mais dans le langage obscène ou commun, sont employés les noms les plus divers. En comparaison avec les plantes: scapus (Aug. Veg.) le tronc; thyrsus, la tige; ramus (Mon) le rameau, ramix, ramex (aussi hernie); trabs, la poutre; palus, le pieu, poteau; furcifera (Petr) la potence; contus, long bâton, perche; cauda, la queue; cucumis, le concombre; radix, le radis, la racine. En comparaison avec les animaux:

anguis, le serpent, s'emploie surtout pour le pene languido, membre pendant, et natrix ou anguis natans, anguille nageante, pour celui qui frétille ; gurgulio ou curculis, le ver ; turtur, tourterelle ; passer (Cat) le moineau ; pipinna, qui gazouille comme un oiseau.

De termes militaires : arcus (Appul) l'arc que l'on bande ; gladius, le glaive ; machæra, le sabre ou couteau ; telum (Mart.) le pieu ou trait ; arma l'arme ; sicula (Mart) le petit poignard ; tentum (Mart). le faisceau, tenta ; le plus employé : hasta, hastula, javelot, trait ; capulus (Plaut), la poignée ou le manche. Viennent ensuite les noms tirés d'ustensiles : columna, la colonne ; pyramis, la pyramide ; clavus, la cheville ; rutabulum, fourgon de boulanger ; verpa (Cat. Mart. Priap) le ringard ; pessulus, la barre, le verrou ; scobina, la râpe, lime ; hilla, le boudin ; bipinna, petite plume ; peniculus (Plaut) petit pinceau ; sceptrum, le sceptre (Priap.) ; lorum, la courroie : Pétrone nous dit : lorum in aqua non inguina habet, il n'a qu'une courroie flasque (ou mouillée) et pas de membre viril. Au M.A. la verge ou baguette, passe de veretrum à vectis, virga, virgula, la virgule pendante, pendula Venus.

De comparaison de propriétés : aluta (Mart), pénis mou comme une peau ; lubricum femur, jambe lubrique ; monstrum, le monstre, surtout en érection ; muto, mutonium (Priap.), le gonflé ; un mutoniatus est un homme bien membré ; tensus, le tendu ; vena, la veine gonflée ; nervus, le nerf ; smerdaleos res (Priap.) la chose terrible. Les hommes bien fournis se désignent : mentulatus (Priap.) ; monobelus (Lampr.), facinosus (Priap) ; veretrasinus (M. Aur.) qui l'a comme un âne. Priapus s'appelle aussi Mutunnus. Phallus se disait aussi des godmichés (de gaude mihi, ma joie) dont se servaient les femmes ; de même que fascinum, fascinus, amulette lubrique. Il y avait le dieu Fascinus déifiant les parties naturelles. Les paysans de la Pouille, appellent encore la verge : il membro sancto.

Le gland, glans (Cels) se dit encore : genitale caput, lubricum caput, capulus, chapeau, cuspis, balani, tiré du grec. Le prépuce preputium, s'exprime par : cutis circa glandem (Cels). cutis quæ supra glandum est (Cels) ; le frein ou filet : filellum, canis, le chien comme en grec, aussi posthe ; au M.A, caduleum. On nomme apella celui dont le gland est découvert, aussi le circoncis ou psoleos (Priap.). Au M.A. circoncis signifie aussi prépuce : « en celuy temps, 1444, fut apporté à Paris le circoncis de N.S. »

Les Latins établissaient un rapport entre les dimensions du nez et celles de la verge. Lampride dit, in Héliogabale : Homines bene nasatos et majoris peculii. L'empereur choisissait pour ses débauches, ceux qui avaient fort nez et puissant organe. Nous avons aussi les vers suivants :   Noscitur ex labrum quantum sit virginis antrum
          Noscitur ex naso quanta sit hasta viro.
Enfin au M. A, Michel Scotus (De Physiognomona - cap. 21) s'exprime ainsi : « In viso nasus longus et grossus, significat preputium magnum, et converso : et super hoc dixit quidam et bona : Ad formam nasi dinoscitur Hasta baiardi — Cap 100 : statura hominis multum nuntiat de illo : nam si Hasta fuerit longa et bene recta, ac plus macra quam pinguis, significat hominem audacem, crudelem, etc... cujus hasta est longa et crassa significat hominem fortum est... »

Beroalde de Berville a paraphrasé les vers latins en remplaçant la bouche par le pied :
          Regarde au nez et tu verras combien
          Grand est cela qui aux femmes faict bien.
          Regarde au pied, pour au rebours cognoistre
          Quel le vaisseau d'une femme peut être.

Les latinistes modernes, d'après les idées de Galien, donnèrent aux corps caverneux, les noms de : cavernosum nervum, nervosum, corpora nervosa, nerveo spongiosa nervis ; tuyaux nerveux ou caverneux au M. A. L'urèthre : urinæ iter (Cels), fistula urinæ (Cels), mictualis via (C. Aur), foramen quo meat urina (Col), devient : uritram (Alex. Tat.). La prostate est : glandulosa corpora, glandosum corpus, glandulosum (Visale). A. Paré dit : les prostates ou assistants.

Le scrotum (Cels), testiculorum velamenta, velamentum (Cels), prend aussi les noms de ramex, hernia. Scortes (Fest) signifie l'ensemble des bourses et des testicules. Dans le latin plus récent, nous avons les termes : scortum, osseum, osceum, oseum, (venant du grec), tauros, aussi le périnée ; follis, folliculus (folliculi testiculorum) ; cullea, cursa testium ; bursa, bursa testium ; en arabe : barbaté. On nommait Cyllo celui dont les génitoires étaient grosses. Les auteurs modernes, donnaient comme enveloppes successives : scrotum ; dartos, dartus ou carnosa ; vaginalis ou erythroïedes membrana ; epididymis ou endros ou supergeminalis.

Les testicules ou témoins, testiculi (Juv. Mart), testis, testes (Col. Plin), colei (poët), se nommaient aussi les jumeaux, gemelli, gemini, didymi ; les boules d'or, polimina (arm), polimenta (Var. Fest) ; globuli viriles ; les rejetons proles (arm). Nous trouvons aussi les termes : culei, cullei, clitermini, inguinum pondus. ova, les œufs ; prares, les égaux ; visceres, vires. Les testiculi bilibrés (de deux livres) sont les énormes ; les testiculi pugilares, les grands et gonflés ; les crysorchis, crypsorchis, les cachés ou non descendus; on appelle coleatus, celui qui est bien fourni de ces damnum amisci corporis (Phæd).

Les anatomistes modernes donnaient au cordon vasculaire les noms de : flexus variciformis, plexus capreolaris, hederarius. Les voies spermatiques débutaient par les vasa preparantia, allant des testicules aux vésicules dénommées : vasa seminaria, spermatica, glandules, assistantes, astites, paratastæ capsulæ seminales ; puis des vésicules à la verge étaient les vasa deferentia ; ces deux voies conductrices étaient comprises sous le nom général seminales viæ, prori spermatici, varicosum assistentem ; elles aboutissaient dans le canal uréthral ou genitalis meatus par le veru-montanum ou gallinacimi caput. Suivant Aristote, les vasa seminifera ne conduisaient pas le sperme vers le pénis, chez certains individus, mais vers l'anus, où ils excitaient la sensation de volupté, et la libido, d'où la pédérastie. Le nom de la tunique albuginée du testicule, albuginea testis est d'origine toute moderne.

Le sperme porte aussi des noms variés : genitura (Plin), semen (Lucr. Cels.), seminium, serum, sperma (S. Sev), res veneris (Virg), virus (Plin), vis (Lucr. Arm), semina genitalis, vis genitalis (Tac), voluptas (arm) ; quelquefois au figuré : sanguis, urina, urina genitalis (Plin). Les poètes emploient les termes : ros, rosée ; pix, la poix ; « viscosa pise g'utinetur hæc huic ». Au M.A. genitura s'abrège en nitura. En arabe c'est l'alguali.

En vieux français, les locutions pittoresques abondent pour désigner la verge. Du militaire : alumelle, arme tranchante ; brian, arc ; bracquemart, coutelas ; dart, dard ; ferrement ; matrat, javelot ; lance à deux boulets. En comparaison avec les outils : outil, oustil, engin, manche ; martelet, ramon (outil de ramoneur), tente (rouleau de charpie) ; batail, batagl (battant de cloche), la pièce, le chausse-pied à cor ; pine (épingle) d'où : pinne, pine, pinot, pinart (16ᵉ s.), piche, car en v. f. comme en anglais, pine signifiait épingle ; à moins que le mot ne soit que corruption du terme pénis. Puis nous avons : le lingot d'amour ; balay, bocon (morceau) ; bondon ; billouart. Les mots bide, bitte, viennent de bitter (toucher). Braguette, brayette, viennent de brgue (ouverture des braies), d'où dérivent : brochette, broquette, brichete, bringette, briche, brinche. De vita, la vie, dérivent : vit, vis (vit rebolé, décalotté), vyt, vet, vif, veg, vieg, viet, vitette, vitelet, vitelette ; un vittaut est un bien membré. Dérivés de verge : verga, vergua, verja (rom.). Puis viennent : le deboult ; le jambot, petite jambe ; le bas-membre ; la courte ; le natureau (Rabel) ; le furon, furet ; le pendu, perchant ; pendilloche, pendeloche, pendloche, pendeloque ; le poupart (1468) ; quine, quinette ; coulle ; ramice (du latin ramex) ; priape ; fourrier ou laboureur de nature ; tribard, virolat ; bagage ; boudin, bout, boutique ; le doigt qui n'a pas d'ongle, le 11e doigt ; piloke (1329), c'était un objet servant à un jeu de jeunes filles ; pissot, pissotière (1604) ; pasnaise ; pible (surtout pour les animaux) ; faisset ; facquiet ; escorjeon (escourgeon), etc. Le colis cupidique désignait le membre en érection. D'un individu bien membré, on disait : il est bien enmanché. Le gland se nommait balane ; le prépuce : prepuci, perpuci, avant-peau, pelete, pelote, pellote, chaperon, mitre.

Le scrotum s'est désigné par : borses, borsas, bourses ; pouchettes, petit sac ; caillettes, cailles d'amour ; cymbales de concupiscence ; trousses ; suspensoirs ; mitra, est la peau. De coquilles sont dérivés : cokilles, couilles, couillier, coueillon, coules, coulles, couillons, cous, colhas, coillos, colhos, coils, coilz, coiz. Encore : couillard, couillasse, désignent celui qui a de grosses bourses. Viennent : bulles ; harnois, harnais ; riens ; sonnettes ; ripons ; daintier, daintrier, dandrilles ; peçons ; comme la verge : pendeloches, pendeloques ; trebillons ; cliquaille ; monumenta (très-ancien) ; oschee (Joubert).

Les testicules sont nommés : genetaires (1383), genitoires, geritaires, genitilles, genitiu, genitalias, genitensa, testil, testicul, testilhs, tesmoings (1564) ; animelles ; billettes, boyol ; bolas (boules) ; boulettes de Venus ; olives de Poissy ; trebillons ; dattes, dates ; grenotes, guernotes, giernottes (petites graines) ; estales ; binos (les deux), diutiers ; companhis (compagnons) ; les jumeaux : didymes, didimes, frères (xive s.). Un endidyme était un bien pourvu. Les histoires avec leur mère, représentent bourses et testicules. Mais il ne faut pas oublier que beaucoup de ces expressions sont mal définies et signifient à la fois, ou la partie, ou le tout. Le sperme est la géniture, sparme, esparma, esperme, semensa, casura. L'huile de reins, se nomme aussi foutre, qui vient du latin futuere (coïter).

*

Les parties génitales féminines, ont aussi un nom général : τὸ θῆλυ (féminin) ; ὁ κύσθος (cavité, vase) ; ὁ σάκανδρος (sac pour homme) ; τὸ σῦκον (figue) ; τὸ χοιρίον (le petit cochon) ; ὁ χοῖρος (le jeune cochon) ; γεννηματικός (génital) ; δέλτα (Suidas · à cause de la forme de la lettre Δ) ; γο

(Hipp.) ; ἴχταρ (Gal.) ; κύκλος, fistule ; κῆπος, jardin ; ἵππος ; Hippodamus est celui qui dompte la femme. Les termes généraux fréquents sont : γυναικειος ; αἰδοειον γυναικειον. D'après Rufus ἄσχωμα est l'éminence du pubis ; à la māturité κτεις, où elle présente des poils spéciaux γυναικομύσταξ, moustache du cunnus. γυναικειον est de même racine que le latin cunnus, d'où dérive le mot con, représente soit le tout, soit la vulve avec le vagin. Il en est de même pour κυέω, βῖχος, urne ; εφηβαιον γυναικειον. Les grandes lèvres πτερυγώματα, ou κρημνούς καλει (Euryphon) bords escarpés, κρημνοι, sont aussi les lèvres de myrte, μύρτοχειλα, et plus tard νύμφην (Rufus). Les petites lèvres portent les noms de χειλα ou aussi de lèvres de myrte, car souvent il y a confusion ; ce sont aussi μυρτοχειλιδες, νύμφαι, les nymphes. Le terme νύμφη est aussi donné par certains, au clitoris, κλειτορις, κλήτορις, εκιδηεῖς, ὑπδερμις (Rufus), encore μύρτον, myrte. L'orifice du vagin σχισμα (Ruf.) ou fente, est fermé chez les vierges par la membrane ὑμήν ou προβλημα (Hipp.) ; c'est un signe de la virginité τὰ παρθένια ; la fille est alors dite imperforée ἄτρητος, en arabe : abratica. Le vagin ἔναυλιν (Hipp) s'appelle encore αὐλὺς, le tuyau, ἔλυτρον, coquille, étui.

L'utérus ou matrice, ὑστέρα, μήτρα, νηδύς, δελφύς, στειρις présente un orifice λέγνα (Hipp), ἀμφιδεων, πρωτοσπόρος (Ruf.), στόμιον petite bouche ; à la suite vient le col utérin τράχηλος, αὐχήν ou στόμαχος τῶν ὑστερῶν ; le corps ou tronc est le καυλος, et Moschion donne le nom d'épaule ὦμος à la partie de l'utérus au-dessus du col. Les parties attenantes ou trompes de Fallope, salpynx, s'appelaient les cornes de la matrice κέρατα διακυσισκοι ou μήτρας κεραιας. Les ovaires se nommaient testicules de la femme δίδυμοι, et les trompes proprement dites attenant aux cornes étaient des soi-disant vaisseaux spermatiques, σπερματικά αγγεῖα ou πλεκτάναι, retenues par les ligaments νευρα συνδετικα.

La femme présente un phénomène particulier, appelé anciennement la purgation mensuelle καθαρσεις ἔμμηνοι, ou menstruation, γυναικεῖα, ἔμμηνια, καταμήνια, μηνιαια, συνήθεια. Le sang des règles est le καταμήνιον αἱμα, ou ἀμφιδεον ou ῥόος (Hipp), ou ῥόος γυναικεον, ἑνος τῆς ὑστέρας, bien distingué des lochies suites de l'accouchement, λόχεια, λοχεα, ἰχώρ (Aristot). Hippocrate et Galien signalaient la cessation des règles sous le nom de ἄρροια, ἄρροιη ; une femme mal réglée se disait κερασιας.

Le sein chez la femme, est partie dépendante des organes génitaux, on lui donne les noms de : μασταριον, μαζός, οὔθαρ (pus,

téton, mammelle); μάμμα (maman, mère). Il présente au centre une auréole
φῶς, au milieu de laquelle est le mamelon: θῆλη, τιθη, τιθιον, τιθός, ou le
tétin. Le sein secrète le lait, γάλα; on appelle γαλακτοφορος le galacto-
phore. ὑπερμαζάω signifie avoir des mammelles énormes. Celle qui a de
grosses et lourdes mammelles se nomme: μεγαλόμαστος, ὄυθατόεις, βα-
ρύμαστος. L'homme qui a des seins anormalement développés est le γυναι-
κομαστός.

Les anciens connaissaient mal les organes génitaux féminins, par-
ce qu'ils sont internes, et qu'ils ne disséquaient que des animaux. Ainsi
Hippocrate et Aristote admettaient des sinus, des cornes, des cotylédons à
la matrice; Galien compare celle de la femme à celle de la chienne; il
la croit double et nomme toujours au pluriel, αι ὑστέραι. Eudème connaissait les trompes que Fallope nomma tuba uteri; Hérophile les comparait à des canaux demi-circulaires; Rufus en avait une assez bonne notion. Praxagoras de Cos avait dit que les cotylédons ne sont autre chose
que les orifices des vaisseaux, dits spermatiques, dans la matrice, car les
ovaires (testicules féminins) étaient supposés donner une semence pour
la génération. Soranus aussi, montre que la matrice féminine n'est pas
comparable à celle des animaux; il la compare à un cornet à ventouses
(cucurbitula medica) et en connaît assez bien les rapports intimes. Pour
Athénée les ovaires étaient des organes inutiles chez la femme, testicules
atrophiés, comme les mammelles l'étaient chez l'homme.
On enseignait que les organes de l'homme étaient ceux de la femme
retournés et éversés au dehors, et ceux de la femme ceux de l'homme repous-
sés au dedans. Le scrotum et les testicules rentrés donnaient la matrice
et les ovaires, la verge donnait le col utérin et le prépuce le vagin.
Au Moyen Age cette anatomie intime était encore mal connue
Bien que Ferrari (1473) admit déjà, comme devaient le faire plus tard
Stenon, de Graaf, Verheyen, Littré, que les ovaires des femmes sont de même nature que ceux des oiseaux, ce n'était qu'une idée à l'époque. Cé-
salpin (1601) comparait la semence des végétaux à l'œuf des animaux,
mais ce fut G. Harvey qui développa la théorie de l'œuf. Kerkring
(1676) exagéra en soutenant que chez les femmes il y a des œufs
dont les hommes sortent tout formés. Les mœurs de cette époque ne
devaient pas être très-pures, car beaucoup de médecins, comme Massa (1536) niaient l'existence de la membrane hymen, nommée velamentum ou pudicitia; cet auteur a montré que le col utérin est un
muscle. C'est Colombus (XVIe s.) qui a le premier décrit avec exacti-

tude les caroncules du vagin. Bonnaciuoli (1503) serait le premier à avoir décrit séparément les nymphes et le clitoris. Ce sont Béranger de Carpi, Ch. Estienne, Beneditti et Fallope qui se disputent la fausse découverte et la description du clitoris; Eustachi reconnaît son tronc, ses deux branches semblables aux racines des corps caverneux et les fibres charnues dont elles sont recouvertes, et auxquelles Fallope et Dulaurens donnent le rôle de muscle érecteur. Béranger et Arantius décrivent le constricteur du vagin (constrictor cunni) ou muscle orbiculaire.

Au 16e siècle on réfute Galien sur la composition de l'utérus en deux cavités séparées et petit à petit on décrit les anomalies de structure de l'organe. Dulaurens (Laurentius) et Colombus comparent le col utérin au museau de la tanche (nom resté) ou à la gueule d'un chien. Les cornes utérines disparaissent et Fallope décrit les trompes. Vésale signale les ligaments postérieurs ou sacrés de l'utérus, bien décrits ensuite par Santorini, Gunz et Petit (de Paris) au 16e siècle. Vésale croyait que les ligaments ronds ou grêles, étaient des muscles ou crémasters; Fallope réfuta cette assertion en leur laissant leur nom, car il croyait qu'ils se continuaient avec les crémasters de la femme qui n'existent pas. Vésale compare les ligaments larges aux ailes d'une chauve-souris.

Les ovaires pris pour des testicules, voient leur ligament court considéré comme conduit séminifère par Varole, Colombus, Paré; Fallope enlève à ces organes leur rôle de générateur de semence, mais l'erreur persiste. Ce sont Van Hoorne (1649) et Stenon qui leur donnent le nom d'ovaires. Drelincourt (1681) décrit dans ces glandes, le développement des ovules; Juste Schrader (1674) observe sur les ovaires des femmes, autant de cicatrices qu'elles ont eu d'enfants. Dans les mamnelles, les canaux galactophores ont été entrevus par Ch. Estienne, Vésale et Posthius; c'est Nuck (1686) qui considère ces organes comme des glandes.

En latin, le terme sexus (Gloss. Phil) signifie surtout le sexe féminin, ou les parties génitales en général, en totalité. C'est encore: locis feminis, loca genitalia (Col), naturalia loca (Cels), naturalia; muliebria (Jac), muliebre. Pour une jeune fille: virginal, virginale, virginalia, pudenda virginum, scrobis virginalis (Arn), la fosse. On trouve encore les termes: femen (aussi la partie supérieure de la cuisse), feminal (aussi pubis); interfemineum, l'entrecuisses; interfeminium (Appul); interfemus (gloss); vallis femorum, vallée des cuisses ; fartum vestis ; les pères de l'Église donnaient le nom de turpido mulieris ; en termes obscènes c'était ce qui était au service de l'homme, officium virile. L'expression inguina (aine) est très-employée ; pour Martial udus inguina, représente les parties génitales mouillées après le coït, et uda puella (fille arrosée), la vierge qui vient d'être déflorée.

Chez les Orientaux, les Juifs, les Grecs, l'organe génital est un champ : le Koran dit : « Vos femmes sont votre champ. Allez à votre champ comme vous l'entendrez. ». Chez les Latins, c'est le muliebra arva, le champ féminin ; hortus, le jardin ; hortulus cupidinis (Appul) ; Priapus cultor hortorum. Nous trouvons encore des expressions diverses : custos, conservateur, comme le grec cysthos ; oppidulum, petite place forte ; porcus, le pourceau ; portus, le port ; umbiculus, par comparaison ; navis, le vaisseau ; le vase, vas, vasculum (Petr) ; cadurcum, le voile de lit ; spurium (Isid), l'immonde ; la lune, noctiluca, noctiluga (Lucil.), etc.

Le clitoris se nomme aussi : crista (crête), murton, murtum, epideris, hypdermis dérivés du grec ; venus ; œstrum veneris (ver de Vénus), dulcedo veneris ; amorem, dulcedinem, mentulam muliebrum, penem femineum, landica (gloss. phil) ; puis albatara (Avicenne), tentinigeum (Albucasis). En latin moderne, c'est le clitor avec ses corps spongieux, crura clitoridis.

Les grandes lèvres, cunni labiis, sont encore nommées labræ, aloe, primiaculæ. Le terme aloe (Aët) est aussi donné aux nymphes, nymphæ, de même que le mot cristæ (crêtes) ou aloe minoris sive internæ. On trouve encore les termes : fursus, collicula, carunculæ pour l'entrée de la vulve, mais il faut remarquer que carunculæ myrtiformes est d'origine récente, pour désigner les vraies caroncules.

Les latins comme Celse, donnaient le nom de vulva, d'où : volva, volvula (Apic) à l'ensemble vulve, vagin, matrice, mais le sens commun et vulgaire de l'ensemble vulve-vagin est cunnus (le con) ; quelquefois cteis, d'origine grecque. L'hymen (Donat-Tertul), est aussi : hymeneon, membrana virginata, eugion, eugium, bucton, claustrum virginitalis, virginale claustrum, valva, la porte de la virginité intacte, illibata virginitas (Val. Max). Il porte au M.A les noms de velamentum, pudicitia (Mundinus).

Le latin cunnus, a beaucoup d'analogie avec le celte : cwens, cona, quena (d'où les anglais ont tiré le terme vulgaire queen, répondant au con français) ; analogie aussi avec l'arabe Konina, et le goth Kona. Le terme vagina (?!) ou gaine, qui est devenu classique, était obscène et méprisant en latin. Celse nomme la vulve, os vulvæ, bouche de la matrice. Le public a toujours confondu sous le même nom, vulve, vagin, matrice, et chez nous dans le populaire, le terme matrice est généralisant ; chez les latins le mot bulga, (bourse) généralisait aussi.

Les expressions vulgaires sont nombreuses pour les genitales feminœ (Tert) ou muliebris : pudoris ; res, la chose ; fossa, fossula, la fosse ; fovœ, la petite fosse ; puteus, le puits, d'où est venu, pute et putain ; rima, fissure et trou ; sinus la fente ; fundus, le fond ; recessus, le profond ; bucca, la bouche ; sacandrus, sc pour homme ; tubus, le tuyau, vulga, corruption de bulga ; folliculus, poche, fourreau ; fores les portes ; saltus, chemin étroit ; semita le sentier ; secessus, le retrait ; fons la fontaine ; concha (Plaut) la coquille ; annulus, l'anneau ; gremium le giron ; ager, arvum, le champ ; barathrum, le gouffre ; matula, le pot de chambre ; vasa inferiora ; vasa infirmiora ; puis viennent des expressions très-obscènes : la caverne, caverna, specus (Priap) ; larva ; démon possesseur ; bothrion, grand sinus ; verpus, la grève. Sedes, le siège signifie aussi bien l'anus que la vulve, car Ausone en parlant de lui imprudemment dit : caverna utraque, l'un et l'autre trous. La vulve le primum os vieri, ou fossa navicularis, ou fovea, s'exprime en saxon par fod (de fodia, fosse), fot, fud, futt, fotte (belge), équivalent de cunnus.

En latin, l'uterus a trois noms classiques : matrix (Varr. Veg) ; vulva (Cels) ; uter (Cœcil) dérivé de hyster ; d'où : uterum (Plaut), uterus (Cels). On trouve encore, venant du grec, hystera et son abrégé stera. Puis : puerperum, puerperium, fabrique d'enfant ; alvus. Au M.A, les termes : matra, matricula et le dérivé la mayre ; logo del puto in ventre ; venter (1313) ; Wamba ; ager naturœ, engeos par comparaison avec la fertilité de la terre. L'orifice du col est l'osculum, petite bouche du collum uteri ; il devient : os uteri ; os tincœ, museau de tanche. La trompe, tuba uteri, tuba Fallopianœ, oviductus. Le ligament large, suspendiculum. Les soi-disant cornes étaient les : apices matricis, cornua matricis. Les ovaires avaient noms : locatura, loci, loca genitalia, locorum genitalium (Cic). Les franges du pavillon : foliaceum ornamentum, morsus diaboli. Les vaisseaux de l'utérus, acetabula (L.M).

Les règles, sous la protection de la déesse Mena, se désignent par : menstrua (Cels. Pli), mensis (Pli) les mois, menses, purgationes (Pli) ; aussi : muliebra (Isid), catamenia ; puis les fleurs : flores, flos ; fluores, fluor ruber cruentus indiquent le flux de sang, fluxie vulvœ ; les poètes employaient les expressions bubinarium, bubinum menstruum (bubinare, buvisare au M.A. signifient avoir ses règles). Plus tard on employa les mots : lochia, purgamenta, muliebris fluxus, uteri Rheuma, menstrui casus, teithi. On donnait le nom de menstruantes (Pall), ancunulentœ, aux femmes pendant le temps des règles, durant l'inquinamentum.

L'expression latine la plus antique pour le sein est ruma, qu'emploie encore Varron avec l'indication mammelle. Les termes fréquents sont : mamilla (Jur), mamma (Virg), diminutif mammula (Cels) ; nutrix (Cat. Appul) la nourrice ; sinus, à cause de la courbe ; viscures nunes (Plt. Petr) ; uber (Ov) ; ubera, les deux ; gemipomœ les pommes sœurs. Sumen représente le sein d'une nourrice. Les mammæ sororiantes, sont les mammelles gonflées ; minæ les seins taris. Tenta ubera ; ubera lactantia, distenta ubera (Hor) les seins en pleine lactation. On nomme mammeata ou mammosa, celle qui a de grosses mammelles. L'aréole area, présente le bout du sein : papilla, papilla mamma, pupilla, bubona ; ou tétine : rumis (Var), sumen, tele, tétina (1362). Le lait lac, lacteus humor, débute par être colostrium, colostra, protogala, béton.

*

En vieux français nous ne trouvons pas moins de variété. La muliebrité est l'état de la femme mûre, dont le Mont de Vénus, monticulum veneris, porte les noms de motelette, mottelette, moteleté, motte (butte), ou de : sadinet, sadinest, sadynet (de sade : doux, gracieux) ; c'est encore le chat, le minni, minet, le liquion.

Le cunnus devient cunne, puis con (qui signifie aussi champ en patois languedocien) ; de là sont dérivés : connet, connette, connetel. Les termes : connez, connétiaus, conin, conil, connire, viennent de terrier de lapin ; une femme conin est une hystérique.

Le muliebre, la chose, la physique, la nature, le cela, le huihot, le comment a nom ! le mignon, le petiot de délectacion, le petit crot à faire, le bon, le cecy, le cas, quas. Pourquoi dit Béroalde de Berville, le con est-il mâle ? Omne viro soli quod convenit, esto virile. Le cunnus est encore dit : le secret ; le pouvant, qui peut ; la pièce du milieu ; le devant ; le bas ; l'entre-deux ; les basses-marches ; le joyau : joiel, joial, juiel, jouel, jauwell.

C'est aussi : la jointe, jointure, joynte, juinte, quinte ; ou mieux : le maujoin, maujoinct, mal joint. La fente, le fendu, fendasse, fandace, fendache, fondasse, fentasse, crèvace. Le porche du cabinet, l'ouvroir. Le busiz (tuyau) ; pertuiz, treu, le trou ; alcatique (B. de L. Born) le petit pertuis. Le carquois : carcays, carcais ; le chemin : carnin, cami ; en roman : la pieuzela (pucelle) a la cami tot clauss (fermée). La demeure, demora ; gibrelin, gide, degidelle, jatte ou pot ; la fauconnière, louvière, levière (tannière de loup) ; le bluttoir barutel. De la forme sont venus : l'ovale, l'abricot, le connebers (navette) le bagonisier (bouche), la coquille. De la fonction : veillement, veyement, par où la femme voit ses règles. Puis des termes divers : mauvis, endroit où l'on entend chanter les rossignols ; carguebault ; aupatrie, nupatri, chripsimon, gnomon ; vochouse ; quasimodo ; ficatelle ; fontaine ; sèpe (branche) de femme ; lanterne.

Les statuts de l'Église de Tours (1396), donnent les noms de : leidesse, laideu, ledesse, leidesce. St Augustin nomme ces parties : portam inferni, porte de l'enfer ; januam diaboli, porte du diable. Les frères prêcheurs du M. A disent : sepulchre ; vallée de Josaphat, enfer, vestibulum. Je n'ai rencontré qu'une fois le mot vitte, féminin de vit.

Les grandes lèvres sont : les ailes, haillons, halerons, aslerons, oreilles ; ou : landies, landyes, laudies, laundyes, lendis, avec les bords lippendis. Le clitoris est le gaude-mihi, ma joie ; le tertigo (Guy) ; le barbidau, barbidaut, quinquerel, quinquerel ; le mespris des hommes. Les petites lèvres ou grandes nymphes, (les petites nymphes étant les caroncules), disaient les anciens, protégeaient du froid et servaient à la direction du jet de l'urine, d'où leur nom : nymphæ quasi lymphe (nymphes de l'eau). On les nomme encore : dandies ; carboles (barbes du coq) ; caboles, larrys ; larries ; mitre. Elles protègent l'ourachos, conduit urinaire ou guilochart, guiluchart (de : guil, pluie soudaine, et de veho, je conduis). En les écartant on trouve le vestibule, voûte, porche, 1er cabinet vulvaire ; lequel est clos, chez les vierges, par la membrane hymen, ou : corde, dame du milieu, dona del mice, pannicule virginal (Paré), zône ou clouaistre de virginité, hymenea ceinture, eugyon (noble), valva, vulva (porte suspendue) ; celle-ci présente en son milieu l'ygregeois (ouverture en forme Y). Après défloration, les accoucheuses le nomment vilipendis (pelé). Pineau la disait formée de 4 petites membranes charnues dessinant la feuille de myrte. Sa conservation est un signe de virginité : pucelage, pucelaige, flor. Denisot appelle colomna erecta (inconnue des anatomistes, dit-il) ce que les autres appellent : enchenart, entrechenat, et qui semblerait être le repli semi-lunaire de la fosse naviculaire.

L'entrée du vagin (balane, vagina membri virilis) prend les noms de : guillemard, guilboquet, boquilbot, guilboquet, reffiron, entrée d'Alibec ; le gingibert ou guillochet est plutôt son bord inférieur, tandis que le tubercule du vagin se nomme : entrepend, entrepé, entrepeite, entrepeitte, entripet. Le vagin présente deux lèvres ou labies ; puis au bord, chez les femmes, les caroncules myrtiformes, que les uns regardent comme débris d'hymen, les autres comme productions à part ; ce sont les : balanaus, balaneaux, aponeuroses d'hymen, bouts das costas. Certains nomment aussi entrechenat, les membranes qui relient les caroncules, prééminences cuticulaires (Vésale). Certains auteurs nomment petites nymphes, les carnosités de l'orifice vaginal qui se continuent en rides, ce sont les : toutons, pindourles, tres, intrans. Après la défloration disent les sages-femmes, les toutons sont devoyez ou deviez ; leur rudesse et tuméfaction sont un signe égal.

La matrice porte les noms de : martrix (ou œf dit Mondeville), martrice,

matrique (Mondev), marris, marriz, mayritz, amarris, amarri, amarry, maire, mays-
re, mère (1467), utero, portière (qui porte), lieu d'engendreure. En troubadour nous
lisons : La maire de la femme a VII cambras (chambres), en e casuna (chacune) de
las cambras pot aver un efan (Liv. de Sidrac. fol. 26). Son orifice s'appelle tenche,
thêta Θ, muffle de chien, rictus caninus, museau de tanche, de tinche. J.
Duval, appelle ejaculatoires, les trompes de Fallope.

Le sein : sain, sang, saing, sen, se, cin, se nomme encore : bibière, ma-
mele, mamelle, mamiele, memele, memale, memmelle, mamilla, mamelas.
Aussi : pietz, pitz, pect, possa, poussa, pommette ; puis : traiant, triant, tetel,
tetinet, tetinette, tetot, tette, tete, taite, tetillon, tettilon. Les mammelles
pendantes sont les : pendaces, tetasses, tetins à oreilles. On trouve encore les
mots : gorjon, atriau (Lille). Le bout de sein est le : becheron, cateron,
chicheron (de cicer) ; le mammelon, mammeron, mamcillon, mamneron,
memmiron (1530), memillon ; propas, proupe, propillon, propeillon, propellon,
poupeillon, proupeau, prouppeau (Joubert) ; la tette, tettine, testeron, teteron,
tateron, tettellon, tela, tetina.

Les menstrues ou muliebres, se disent : menstrues, menstreux, menstrue,
menstreuse (1557), mestru, menstru (au masc : B. de G.), mestruas, sane mestrual,
bibinum menstruum (d'où : bibionare, avoir ses règles), perdement (Joub.). On
a encore : fleurs, flueurs, males semaines (1611), rouget, rozet. Il y a des expressions singulières : catimini, drogues de femmes, pluye des mois. Une hemorroisse
est une femme affectée de ménorrhagie. On dit à une femme qui a ses règles, qu'elle est : reglée, reiglée (Paré) ; qu'elle a son marquis, ses brouilleries,
ses anglais ; ou que le cardinal est logé à la motte, etc. On nommait : paraf-
fees ou rubriches (1585) les femmes qui avaient leurs règles, de ce que l'on mar-
quait avec une craie rouge appelee rubrique. Arentecio de mestruas (rom) signifie arrêt des règles.

La nudité complète n'a jamais été admise chez aucun peuple, sauf pour
les tout jeunes enfants. Depuis Adam et Ève, chez les Juifs, on caigeait couvrir les organes sexuels ; leur aròm est une demie-nudité ; de même le
meslech des Arabes. De même chez les Grecs, bien que les éphèbes mâles
et femelles fussent peu vêtus, la nudité γυμνότης complète n'existait
pas ; ils étaient μονόπεπλοι, vêtus d'une robe simple et courte, ou γυμνομήριδες
laissant voir leurs cuisses ; on ménageait la pudeur αἰδώς ou la pudicité
ἀγχεία. Les Romains n'employaient aussi le mot nudus, que sous cette
forme restreinte ; ils cachaient leurs organes sexuels en public, et ce n'est

qu'en cas de querelles domestiques spéciales, qu'ils devaient les montrer (Quint.
- Declam. 279); on devait observer la décence, verecundia, et ne pas offenser
la pudor, ou la chasteté pudicitia, castitas (mot eccés.). Le Christianisme
monta le vêtement au complet.

Les enfants pouvaient être nus sans offenser la pudeur, mais dès que
s'approchait l'âge de puberté, ils étaient au régime commun. ἀνδρόω signifiait
devenir homme, atteindre l'âge viril, l'état de ἀνδρεῖος; l'âge viril était surtout
ἐφηβεια ou ἐφηβια, et la puberté ἐφηβοσύνη, ἐφηβάτης, ἐφηβικὴ ἡλικία; un mâle
viril était ἀρσενικός ou ἀρσενώδης. C'était l'âge où l'on peut être marié ἡβᾶν
γαμεῖσθαι, où l'on commence à user des femmes, τραγίζειν (Hipp), où l'on constate le gonflement des testicules, τράγος, où l'on est prolifique γόνιμος.

Chez les Latins, l'enfant, puer, était impubes, impubis, nudibuccius (im-
berbe. ML); il devenait d'abord puber, pubens, pubeda, d'où nous avons fait
pubère; il était dans la pubertas, puber œtas, pubes; dans l'état de vir,
virilitas, virilis œtas. Ut primum adoloverint (Tac), dès qu'ils ont atteint la
puberté, on les nomme catulaster, catlaster (jeune homme formé), lequel
est dit hirquitalio, ayant pris la voix du bouc. Au M.A, on dit que l'homme
est viratus, prolificativus (1450), baro (rom), mancif, massif, vesticus; qu'il a
atteint la fortitas, masculinitas, l'âge bernil, la pubescence (B. de G). C'est
un homo naturalis, homme naturel (1469), un justus homo (1306). L'orgasme
est la crise de puberté, pubertat (roman). De ce qu'il pouvait engendrer, on
ne mariait pas le jeune homme de suite; chez les Romains pour préve-
nir les rapports sexuels ou la masturbation, on faisait subir la fibulatio
(verbes: fibulo, infibulo), c-à-d qu'on passait dans le prépuce, un anneau,
fibula, qu'on n'enlevait qu'au moment des noces; refibulare (Mart), signifiait enlever la fibule.

Chez les pubères, les poils génitaux se développent, on ne s'en préoccu-
pe pas chez nombre de peuples, mais les Orientaux les considérant comme
récepteurs d'impuretés, ont pratiqué l'épilation des parties génitales, de
l'anus et des aisselles; les prêtres égyptiens s'épilaient soigneusement. Chez
les Grecs, l'épilé ψιλωτός était un efféminé ou un pédéraste, la femme
une prostituée; l'épilation se faisait à la pince, ou par un onguent δρῶπαξ
l'opération se nommait alors δρωπακισμός. Au début il en fut de même
chez les Romains, puis dans le Bas-Empire ce fut la mode. Au M.A c'était
encore une coutume pour les femmes, dans certaines provinces françaises,
en Normandie par exemple. Rabelais place en enfer, un pape comme bar-
bier de marjoinct. Sous Louis XV, les efféminés se faisaient épiler.

Je ne discuterai pas la question de savoir si la circoncision, ou ablation du
prépuce, est la suite, ou d'un stigmate pour marquer certains parias, ou

d'un rite religieux, ou de simples mesures d'hygiène. Elle exista chez les Égyptiens, les Juifs, les Arabes, comme coutume religieuse, et on l'a retrouvée chez certaines peuplades sauvages. C'était un signaculum corporis (Tert) des Juifs, et la Bible dit : circumcidatur omne masculum, on circoncira tout enfant mâle. Les Grecs appelaient le circoncis λειοδερμος, et la circoncision περιτομη; c'était exceptionnel chez eux, à moins d'acte chirurgical nécessaire ; toutes les reproductions picturales et statuaires, comme chez les romains, nous représentent les hommes avec un prépuce très long. Le circoncis s'appelait verpus (Mart. Juv), recutitus (Mart), ambesus, et l'incirconcis, præputiatus ; on disait aussi prærosus (Hor. Pl), pour le juif coupé rituellement par le bout, avec les dents. La circoncision circumcisio, dont le nom est caractéristique, se disait aussi concisio ; circumcido, præputia ponere, præseco, avaient la signification de circoncire.

La circoncision existait aussi chez les filles ; tantôt on excisait le capuchon du clitoris, tantôt une partie des nymphes. Les femmes arabes nommées mobatlerat, pratiquent cette opération (Battar ou chaphad) sur le nava, aux filles vers l'âge de 10 ans, et conservent la portion enlevée appelée Bâtr. Les Coptes, les Éthiopiens, certaines tribus nègres ont cette coutume ; les Abyssins ne veulent pas épouser une femme à laquelle on n'a pas fait l'excision des nymphes (Bruce). L'infibulation, par passage d'un anneau dans les grandes lèvres, était aussi pratiquée dans l'antiquité, comme garde de la vertu.

La fille nubile ἐπιγαμος, μετανορος, en âge d'avoir homme, nubilis (Cic), epigamus (Insc.), matura (Hor), viro matura (Virg) mûre pour l'homme, jam matura nuptiis, virginitas matura toris (poët), la catalastra, propre à l'accouplement, se distinguait de l'immaturita puella ou de l'acerba virgo, fruit vert goûté des vieux lubriques romains. Car à toute époque, comme dit un vieux dicton français : le jeune homme aime les pommes vertes et les femmes mûres, et le vieillard, les pommes mûres et les filles vertes. Au M.A, le terme mulieritas, représentait la nubilité.

La virginité παρθενεια, παρθένευμα, κόρευμα, virginitas, virginium, muliebre decus, était la fleur, flos, de la jeune fille jusqu'à son mariage, car elle devait présenter le parfum de la chasteté, continentiæ calamelli (Arn), ἀγνεια, castitas, castitudo, castificatio (Arn), castimonia (Cic), continentia (Tert). La vierge παρθένος, ἄμιτρος sans ceinture, ἀθιγής non mariée intacte, était aussi la κόρη fiancée vierge ; tandis que la demi-vierge était l'ὑποπαρθενος. La jeune fille romaine virgo devait être innupta et intemerata. Virginor (Tert), signifiait se faire passer pour vierge. Lors que les seins commençaient à pousser aux filles, les latins disaient, fratare, sororiarer, et le M.A. vertiller. Le M.A. a tiré son terme de virgi-

nité de puella, jeune fille : puccella (1494), pulcella, pulchellula, puccelette,
pucelle ; d'où : pucelage, fillage ; purissime, pucelettage, tissu de Vénus. En roman : piucela, pieucela, piuséella, picuscella, pulsella, piugela, pieuzela. Le
masculin est puceau.

Parmi tous les peuples, le don de la virginité au mari, n'était pas
la coutume. Chez certains, la virginité était consacrée à la divinité;
c'était à Anaïtis chez les Arméniens ; à Mylitta, à Babylone ; à Siva,
dans l'Inde. Chez les Nasomans, c'étaient les invités de la noce qui
étaient chargés de procéder à la défloration. Parmi d'autres peuplades
les vieillards avaient, seuls, ce privilège ; enfin chez d'autres peuples,
comme les Japonais, la jeune fille pauvre devait gagner sa dot, en
se prostituant avant le mariage.

La défloration d'ordre religieux, revêtait trois formes : 1° La jeune
fille se livrait à un étranger dans le temple de la déesse, et les prêtres recevaient l'argent versé pour ces prémisses. 2° C'était un prêtre
qui était chargé de l'opération qui se faisait dans un endroit recu-
lé du temple. 3° l'acte était consommé avec le priape d'une statue, ou effectué avec un organe fictif en bronze ou en bois.

Enfin, nous devons signaler le droit de jambage des Seigneurs
du Moyen-âge, sur leurs serves, jus primæ noctis, dont les seigneurs
ecclésiastiques profitaient autant que les autres, lorsque les filles é-
taient appétissantes, laissant le droit de rachat aux laides et diffor-
mes.

Les Orientaux, mous et efféminés, craignaient les efforts à em-
ployer pour la rupture de l'hymen, ou redoutaient se trouver en
présence d'un vagin trop étroit ; de plus, l'acte étant pénible
pour la femme, on supposait que celle-ci ne devait trouver que
plaisir dans les bras du mari ; enfin, le sang provenant de la
rupture hyménale était considéré comme aussi impur que celui
des règles et pouvant provoquer des maladies. De là l'origine
de ces bizarres coutumes.

Comme curiosité nous allons donner d'après J. Duval (Les her-
maphrodites..... Rouen 1612), un tableau des signes de la virginité et de
la défloration. Nous ne recommanderons pas ce rapport, comme
un modèle, pour les médecins légistes de notre époque ; les signes
sont bizarres, peu précis, et il y a mélange de signes de grossesse
ou de lésions consécutives à un viol.

Parties Naturelles	Signes de Pucelage	Signes de Defloration
Os pubis, barrier, bertrand	uni et serré	entrouvert
Clitoris. Mihi gaude	peu apparent et infiltré	proeminent et découvert
Oreilles, aesles, halerons { landies, haillons	resserrées et jointes aux labies	élevées et disjointes
Enchenard, barbidaui	blanchâtre et eslevé	rouge et enfoncé
Nymphes grandes, dandies { barboles	relevées en dehors	enfoncées vers l'intérieur
Ourachos	serré et étroit	dilaté et élargi
Voûte, entrepend	poli et tout uni	ridé
Dame du milieu	entière	rompue
Aponeuroses d'hymen { baluneaux	entières	pendantes
Filets du lippen lis ou vilipendis	apparents	non apparents
Guilboquet	caché	apparent et fendu
Toutons	non élevés	enflés
theta, orifice uterin	molle et close	ferme et ouverte
lèvres du col uterin	droites	renversées en dehors
yeux	beaux et droits	tristes et abaissés
blanc des yeux	beau et blanc	terni
visage	blanc et poli	marqueté
nez	charnu	maigre et atténué
voix	claire et plaisante	fort aspre
appétit des viandes	bon	mauvais
col (cou)	gresle et menu	plus gros
tétin	médiocre	plus gros
papille	blanche	rouge, tanée
urine	claire	troublée
Elle coule	estroit	large
Poil du penil	poli	relevé

La défloration se nommait en grec, διαπαρθένευσις (v: αποπαρθενεύω); en latin: defloratio, devirginatio, imminutio (Aus), libata virginitas (Ov). Déflorer une femme se disait: εκπαρθενεύω, εκποξεω, dévaster; διαπαρθενεύω; κατα γιγαρτίζω; deflorare, devirginare, imminuere virginam; pudicitiam pellere;

semitam facere, faire un chemin. En latin du M.A, deviolare puellam (1127); déflorare, evirginare, virginare. En roman : deflorar, despuizelar, pucelar. En vieux français : despuceler, tousir, ouvrir, deshouser (Marot), ouvrir l'escaille, mettre en perce. L'action se nommait : despucelage, fracture. Une fille dépucelée devenait femme aulverte (ouverte). Lorsqu'un jeune homme perdait son innocence, il était desgarçonné.

*

Les plaisirs de l'amour portent le nom général de : ἀφροδίτη, venus, veneris ; en mariage légitime : λέκτρον ; casta venus (chaste). On trouve encore les expressions : ἀφροδισιασμός, ἐρωτοπαίγνιον, κυπρογένεια, de Cypris, αἱ περὶ τὸ σῶμα ἡδοναί, les plaisirs de la chair ; lusus (Ov) le jeu ; delicatæ et obscœnæ voluptates (Cic) ; venerares (Petr). En vieux français : cupidique, aise de lit, condelit. Le désir amoureux est une chose naturelle, veneris res ; le jeune homme est vite τράγος (τραγίζω (Hipp) avoir des désirs), il ressent le ὀργασμός (ὀργάω, être en rut ; κατράω) ; il est sujet aux envies : ἔρως, ἵμερος, φιλεραστία. Au degré d'exaspération, l'envie passe au σπασμός (spasme), au satyriasis σατυρίασις, σατυρισμός, ou au priapisme πριαπισμός, ἰθαλισμός. En latin : cupido, concupiscentium, appétit sensuel (concupisco, avoir des appétits ; le satyriasis est l'ardeur amoureuse : furia, cupiditas (Plin), tentigo (Th. Prisc), tensura (Hor. Juv), ardor (Virg), salacitas, lascivitas (C. Aur), frutilla (gloss. Phil) ; tensio veretri (C. Aur), genitalium partium tentigo (C. Aur) ; effrænis more. En arabe ou arabité : arsatum, ferismas, hacuna, ilischi, acrai (Avicenne). En latin : maritari signifiait être en chaleur, de même surio pour les mâles, subare pour les femelles. Au M.A, afrodisia, lascivietas, lascivia, signifient habile à la génération ; le priapisme est le mal de St Vit ou Vitus. Chez les femmes l'ardeur amoureuse est : admissarius, muliebrositas, œstromania. Les verbes : adfectari, subo, urédo, urigo, ardeo, rigere nervi, signifient être en rut ; au M.A : ruyt, roryt.

Ceux qui ont le tempérament voluptueux, portent les noms de : ἀϕρο-
δαίων ἥξ, ἀφροδισιακός, ἐρωτικός, φίλερως, φιλοθέμνιος, φιλόσαρκος, φιλόλαγνος, κατάγυνος, adonné aux femmes ; μάχλος lubrique violent ; φιλομηδής qui aime les organes génitaux ; φιλοσυνουσιάζω veut dire : aimer le commerce des femmes. En latin, nous trouvons : le salax, muliebrosus, mulierosus, mulerarius, muliericularius, veneripeta (Isid), venerosus, asotus, lastaurus, stericus (Æmil. Ma). En moyen latin : veneralis. En vieux français : le venereux, lascivieux, chaloureux, baculier. La femme qui aime les hommes ou l'amour se nomme : κάπραινα, ἀνδεραστρια, φίλανδρος. En latin : equula (Pl) cavale bonne à monter ; lascivus femur, cuisse lascive ; amatrix, hysterica,

incontinens (Appul.), coa, vinosus, asotia, carbatinus (Mart.) soulier ; au M. A. *femme fille andromane*. A côté se trouvent les femmes qui ne veulent pas de rapports : ἄτοκοι (Hip.) ; celles qui se passent d'homme, λαγνευμέναις. En latin c'est la marmorea, femme de marbre ; au M. A. la professa, est la femme continente. Meibonius, le père. (1643) a fait un traité sur l'usage de la flagellation chez les romaines qui voulaient se rendre propres à la génération ; c'est un mode d'excitation bien connu des débauchés.

Les rapports naturels sont généralement de consentement mutuel, mais le viol a toujours existé, et dans l'antiquité, le viol des femmes égarées dans les bois, perpétré par des bergers isolés et hirsutes, a donné naissance aux fables des satyres. Le viol βιασμός (βιάζομαι, violer, souiller) était aussi un attentat à la pudeur, εἰς τινα ἀσελγέω ; on disait encore pour violer : βεβηλόω, profaner ; διακορεύω, fendre ; πορθέω ravager ; καταγιγαρτίζω, chez une vierge ; μολύνω, souiller.

En latin les verbes qui indiquent le viol sont : conficio ; uncurso, se jeter sur ; permingo (Hor), pisser sur ; coedo. dans ce cas, la femme était dite casa, ou intercutita ; polluo (Tac) ; stupro (stuprum, viol) ; tamino ; comprimo ; constupro ; Vitiatio (Sen) représente le viol, et vitiator, le violateur ou percussor. Deviolo est du moyen latin. On couchait encore le viol sous les termes de : déshonorer une femme : flagitare ; attaminare (Justin.), attentare pudicitiam ; auferre pudorem (Ov) ; corruptela mulieris (Cic) ; pulsatio pudoris (Paul) ; maculare uxorem aut filiam ; impudicare ; incestare ; cucuser (M. A).

En vieux français, nous trouvons pour violer : aforcer, efforcer, enforcer, enforcir, endover, forsar (rom), purgier, rasetter (1370), herier (1418), maumettre, garconner, garsonner (pour une vierge). Le violateur se nomme : esforce, esforcement, enforciement, enforcement, forcement, forcemens, force, enforce, forsage, forçage (1335), oppression, rat (rapt), resul, stupre, stupration (1523), violement. Le violateur est : aforceur, enforcheur, enfourcheur, forceur, forsaire, et la violée, forsata, forsada. On trouve, d'origine espagnole, pour désigner le viol, les mots : cucucie, cucucia, cugus (aussi : cocuage, cocu). Enfin, il y a les termes d'abus sur les femmes : porgesir, escouper, forbouter, infamier, envergonder, feder, gaster, hontagier.

*

Les recueils orientaux des rites de l'amour recommandent de préluder au coït par des caresses amoureuses ; c'est un conseil de bonne observation, car si l'homme arde facilement quand il est jeune et va vite, la femme est plus de temps à se mettre à l'unisson, et c'est une cause de maints mauvais ménages, que constate journellement le médecin. Nous trouvons dans le Coran : « Il est bon de préluder au coït par des caresses et des préliminaires amoureux ; ainsi là recommandé le Saint Prophète. »

Les grecs avaient le baiser d'amour φίλημα, et les baisers lascifs : γλώττισμα, γλωττισμός ; Les Latins de l'empire étaient experts en l'art de provoquer au coït, committere de stupro, alludere, alludiare, ou tout au moins au prélude criteoenium. On appelait amatorium, tout moyen d'arriver au but ; Martial nomme l'istramentum, ce qui excite à la volupté, stimulat venerem. Le baiser d'amour était le suavium (Plaut), savium ; columber, columbatim (Sen) signifiait se baiser à la manière des colombes ; proserpentem bestiam facere ou bilingui, se traduisait par langue fourrée, lingua duplex. Il fallait savoir caresser, blandiri, ou faire des attouchements, attrectare (Plaut) ; l'homme attrectabat clitoridem, fellitabat, suçait les seins ; non abstinet manum, exerçait le palpamentum, la subcinteratio (attouchement lubrique de subigito, glisser la main sous la robe) ; subscalpo (Mart) signifiait chatouiller par le bas. Dans les étreintes amoureuses, compressi artoe (Plaut), femur femori apprimere, femur conserere femori, ingeniculare. L'admonitrix, celle qui excite ou l'amatria agua, ou la subigatrix (Plaut. Pers) ; la palpeuse, savait furiare, fovere manu, exciter avec la main, pour mettre prêt à la chose, morigerus et obtempérer aux lubricités, morem gerere. On nommait fotus, une caresse de femme. Le M.A. disait : verpus, mettre un doy.

Les désirs vénériens peuvent venir en dehors de toute cause directe, surtout la nuit pendant le sommeil, ou à la suite d'un état d'irritation plus ou moins pathologique des organes génitaux ou nerveux. Il est résulté de ces faits, la croyance aux incubes et succubes, qui amena même le grand développement de la Démonomanie au M.A, les sujets se croyant possédés. Les grecs et les latins faisaient entrer ces cas dans ceux de cauchemar, ἐφιάλτης, effialtes, ou βαβουξικάρεος, babuzicarius. Pline signale les songes vénériens, veneris somnium, somnus venereis, et Coelius Aurelianus les considère comme maladie, ὀνειρογμός où se produit la pollution nocturne ἐξονειρωσις ; defluxio seminis ; fragilitas (M.A). Pline nomme l'incube : famorum ludibria inquiete.

L'incube (homme ou femme) est celui qui se croit possédé par un dieu, une déesse, un ange, un démon mâle ou femelle, un animal ; c'est le πνιγάλιον, pnigalion ; incubo (Scrib), incubus (Isid) ; au M.A : incubi, incubon, incuba, incubones, apresart. Le succube s'appelle : supinitas, ancuba, alabene (arab), surgeseur ; chauchevieille, sorcière incube). La maladie est le cauquemare, coquemart, chaussemare, chassumare, cochemare. Au M.A, on supposait qu'il pouvait résulter des produits plus ou moins monstrueux, de

cette possession, et encore au milieu du 17e s., Clauder publiait dans les Cu-
riosa de la Nature : De coitu Diaboli per 25 annos frequenti cum muliere, nul-
la venefici opera exercente. C'était une excuse commode pour les femmes in-
fidèles et les veuves. J. Pratensis de Zélande (1531) prétendait que les jeunes
veuves recevaient la nuit des visites de leurs maris enterrés d'où elles pouvaient avoir des enfants.

Pour l'homme, l'érection qui résulte du désir, est indispensable pour
l'action du coït, c'est le στύσις ou αἰδοίου ἔντασις ; la subrectio (Arn), tensio veretri, orthophallicus des latins, ou le tentus (Priape raidi). Entrer en
érection se disait : arrigere (Mart. Suet), adstare, intendere nervos (Pé), aperire
caput, tendere, arrigere arcum (correspondant au français : bander) ; en arabiste : arsatum, ferismus. Alticenti, étaient ceux qui étaient prêts à l'acte
vénérien. Au M.A, on disait être : aroiz, areis.

*

La Venus legitima présidait aux ébats des époux, dont c'était le devoir
de procréer, et par suite de pratiquer le coït, opération nécessaire à ce but.
Chez les gens aisés, il y avait un réduit consacré au culte de Vénus ; les
Grecs le nommaient ἀφροδίσιον, les latins, venereum. Le dieu Subigus était
le dieu de l'accouplement, et Pertunda [perces], la déesse ; une autre
déesse Prema, présidait à la défloration. Un esclave cubiculaire, avait
la garde du venereum et apportait les vases à ablutions, car chez tous les peuples anciens, les ablutions étaient recommandées après le coït. A Rome
on appelait, femmes sèches, celles qui n'avaient pas de rapports avec les
hommes, et on leur opposait les femmes humides qui procédaient à l'opération. Plaute désigne une vierge : illota puella, fille non mouillée. Le
venereum avait les murailles ornées de peintures lascives, χοιρικοι de
χοῖρος, pourceau) ; spinthria ; libidines ; les vases δειλλοποια (de δειλ verge,
et ποτήρ, vase à boire), représentaient des phalli ou autres organes. on les
nommait aussi phallovitroboli, phallovitretroboli. Après le coït, les romains
se lavaient à grande eau, sur un siège cylindrique, scaphium, où l'on était
assis de manière à avoir de l'eau jusqu'à l'ombilic. Dans les lupanars,
c'était un esclave, baccario ou aquarioli, qui distribuait l'eau de lavage, et portait l'orarium, mouchoir pour essuyer les organes.

Le terme scientifique de coït, vient de κοίτη (lit), κοῖτος, [...] et le rapport légitime ; en latin : coitio, coetus, coitus (verbe : coeo) ; au M.A [...] hit, coït,
avec les verbes coir, cohir ; coicus (1704), coicius ; en roman : acoat [...] Hippocrate désigne l'acte vénérien par les expressions : ἱμείρομαι, désir [...] yveux, lubricité ; λάγνευμα, trait de lubricité. C'est encore συνδυασμός, [...] ; σύνερξις
union conjugale, ou σύζευξις, ou σύνδρομος, aussi époux. Deux [...] ne étaient

encore très-employés, ὄχεια (de ὀχεύω, s'accoupler), et μίξις, mélange, avec le verbe μίξεω, coïter. Puis tous les termes avec le préfixe qui signifie : ensemble, avec) tels pour l'acte : συγκοίμησις, coucher commun ; et l'action : συγκατακλίνω, συνανακλίνομαι, συνανακάνομαι, συναυλίζομαι ; συνεόδω, συνευνάζω, faire coucher ensemble ; εὐνάω, se coucher avec (εὐνέτης, coït, aussi épouse) ; κοιμάω, κοιμάομαι, coucher avec (κοίμημα : coït, sommeil), qui se disent aussi : παριάω, παρευνάζομαι (πάρευνος, coït, épouse). Puis viennent les termes qui signifient union : ἅρμα, σύμβλησις, συμφύσις, σύμφυσις, σύνουσια, καταξευξις ; φιλότης est un terme à part pour dire union amoureuse. Ensuite sont les expressions d'entrelacement : ἐπιπλοκή, σύμπλεξις, συμπλοκή, συμπλησιασμός pour coït, et ἐπιπλέκω pour coïter. Encore : παραπλοκή le mélange ; κοίτασια, συνοικησις, συνοικισμός, la cohabitation ; κοινομια, la société, la participation ; πλησιασις, πλησιασμός, les approches ; συναφή, σύναφις, liaison, rapprochement. Le coït débauché : πορνεια, συμπεριφορά.

Pour coïter, on employait aussi les termes d'accoupler, saillir : βινέω se mettre à deux ; βινητιάω, avoir envie de... ; παροχεύω accoupler ; συγγίνομαι, γίνομαι, être ensemble ; συμπροσμίγνυμαι, s'attacher ensemble ; συνέρχομαι aller ensemble ; συνδιαιτάω, συνουσιάζω, cohabiter ; συμμίγνυμαι, μιγνύω, joindre et mêler ; πλησιάζω, προσπελάζω, approcher ; συναλλάσσω, unir rapprocher, réunir συμφέρω ; ἐναλλάσσω, συνδημερεύω, fréquenter ; ἐπιθόρνυμαι, saillir ; ἐποχεύω couvrir ; θρώσκω, bondir ; νωτοβατέω monter sur le dos ; προσρέω s'élancer sur ; προσέρχομαι s'avancer sur ; συναπογεννάω, συνακοτίζω, συντίκτω, engendrer ensemble ; θορνύομαι recevoir la semence ; συναπολαύω, jouir ensemble ; μύλλω, rouler. Deux termes étaient encore bien employés : πράσσειν, σπλεκόω. Forniquer se disait : συμπορεύομαι, συμπορνεύω ; κατατρικοντουτίζω, avec des courtisanes ; ξενοκοιταντζ avec des femmes étrangères. γυναῖκα διαφθείρω (Lys) était abuser d'une femme. Auriez-vous pensé que : πορνειν ἄχρομος δισεντεριης ἄκος (Hipp), la fornication poussée à l'excès guérit la dysenterie ?

Galien disait le coït favorable le soir, nuisible au milieu de la nuit ou le matin, ou à jeun, mais qu'il ne fallait pas manger trop tôt avant de le faire. D'ailleurs les médecins grecs et latins ont bien étudié les conditions et les effets de cet acte, à tous les âges de la vie, et sur tous les tempéraments ; c'est de la pure hygiène que nos traités laissent dans l'ombre, alors que le travail a été tracé.

A Rome, le rôle des sages-femmes était aussi de bien assortir le mariage des époux, mares feminasque recte jugare ; elles examinaient l'état des préposés et les rapports des parties qui

devaient entrer en conjugaison. Dès dieux et des déesses étaient tutélai-
res pour les divers actes du mariage. Domiducus et Domiduca, veillaient
sur les jeunes fiancés devenus époux, lorsqu'ils se rendaient à la maison, pour entreprendre le premier assaut conjugal, primus torus;
pour sacrifier à l'amour: litare amori.

En latin, le coït, outre le nom classique, se désigne par une mul-
titudes d'expressions. Tout d'abord celles qui ont rapport avec l'union:
connubium, mariage légitime; nuptiæ, m. illégitime; torus obscœnus (Or);
concubitio, concubitus, concubium, conjugium, conjugatio (Arn), conjunctio
corporum; congressio (Lact); concilium, concilia corporalia. Au M.A:
proximio, conjonction, conjoncion, conjuncion, conjunction; avec les verbes: nubere, conjoir, congoir, cunjoir, conjouir, combinare (1336), com-
paignier (1386); en roman: maridar, faire les noces, faire ambezatz, faire deux. Puis l'intimité, le mélange: bini, les deux, bini esse, duellum
avec le verbe geminare, doubler; d'où, au M.A: couple charnel, coupple, co-
ple, couble, coble, acouple, acouplage, et le verbe accoupler. Ensuite la
mixion: mixtura (Luc. Plau), missura, avec les verbes, misceo (Or. Cic), com-
misceo, en moyen latin: adjunctio, admissura, admissuræ veneræ; analogie
avec les saillies des animaux: admissura (Var), admissus (Veg); l'admissio
est le coït de prostitution.

Les expressions de coucher avec: nubo, avec son mari; nox, la nuit;
concubitus (pati aut petere); avec les verbes: marito, accumbo, accubo, ad-
cubo, concumbo, cubito, cubo, inclino, dormio; au M.A: encouchier, cuchier,
encacier, encouver, s'entrecoucher; aussi le déduit. Les clinopales (Suet),
sont les débauchés dans le lit.

L'enlacement: amplexus, complexus; au M.A: atelee, attelage amoureux, entreluittement, entrelutte; lorsque ce sont les membres inférieurs:
conserere femur femori (Tib). Conduplicare corpora (Plin); sociare; nexan-
tur ab ictu, liés par le même coup. Le femur (inter femora fornicantes,
coït incomplet, simulé. Au M.A: entrelassi-jambon; quiller (jouer
dans les quilles). L'accointance ou coutume: assuetudo, adsuetudo (Tac),
consuetio, consuetudo, assuesco alieni (Curt), adsuesco. Au M.A: s'entreacoin-
ter, accointer, acseutier, achoater (Eure et Loir); accointe; addoueg homme
à femme.

La convenance mutuelle: conventus (Arn), d'où: convenire, s'accoupler, et au M.A: convenue. Par analogie: apariare, appariare, oppariar,
apparier, aparitio. L'usage: usus (Tib. Or), avec le verbe solere, avoir coutume, et le verbe habere, avoir, posséder; notitiam femini habere; aussi, habitare, habiter; au M.A: habitement, hant, hantement. Datare, donner, appliqué à une femme, signifie se donner. Le M.A, dit: manere

prendre une femme; pratiquer (1595); participer avec (1460).

Connaître une femme: cognoscere; en roman: conoscer, conoiscer, conoisser pour coïter; pour une femme c'est: scire virum, en vieux français cognoistre. L'introduction, l'entrée: accessus, initus (inire feminas); iterare mulierum (Lamp) veut dire coïter deux fois. On dit aussi actari, aller avec une femme.

Ce qui se rapporte au plaisir: obsidus, obsitus, jeu impudique; ludo (Fest), illudere, alludere (ter) jouer; adlubescere, aller au plaisir; pour chercher l'obséquium (Petr), satisfaction génitale; delectari mulierem; delicias facere. Au M.A on disait: acliquer, jouir d'une femme; aaiser, faire son aise, jeu de Cypris. Embrasser, baiser au terme figuré: basiare (Mart), blandiri (caresser); baisier d'avril (M.A). Les termes de compression, compressio (am); compressus (Plaut), d'où comprimere mulierem; comprimere fullonem (Prisc), et fullo (Mart), fouler; compressor pour le mâle.

Termes de lutte: bellum, nocturna bella, praelium, pugna, gladatoria veneris, et luctor (Priap) pour l'actif. Au M.A: luicte, lutte; coignier; cogne-bas. De monter sur: inscensus (Appul), inscendere mulierem (xxx); scando, grimper (Plau); ou de placer sous soi: supinatio par le subactor (Lamp); subigo, submitto, summito; conversari, renverser; au M.A: converser, converrer, cunverser; incurvo, incliner; resupino (Juv) coucher sur le dos; voluto, faire rouler; componere latus, coucher sur le côté; au M.A: soviner, souviner, coucher sur le dos. De saillir: salio, assilio; sumere feminam (saisir). De toucher, palper, etc: manere; attingere aliquam (Ter. Tib); contingo, contrecto, tangere. De gratter: dolare uxorem, gratter ou façonner une femme; scalpere; tero (broyer, frotter)(Plau. Petr), au M.A: galler, forbir. De battre: battus, debatus. D'éculer: ...illare concubinas; ranco penem arcanaque lumbi (Petr). De perforer, fouiller: fodir (Mart. Priap); inforo (Plau); perforo (Priap); perfodo; desubulare, creuser, termes plutôt en usage en pédérastie. De pousser: premere; pulsare; de remplir: impleo; abducere, conduire; comitare, se compagner; inquino, déshonorer; equito, monter à cheval; fluctuo (am), ondoyer. Pornoio, forniquer.

Le Labor est le coït difficile; d'ailleurs les termes de travail pour le coït sont nombreux. Perdapso (Cat); arare (labourer); pro telo coedere, cultiver. Thyrsumque frangant hortulo in Cupidinis; ils plantent le thyrse dans le jardin de Cupidon. Rigare, arroser; molo (aus) moudre; ferruminare, sonder; magirus, le cuisinier (Lamp); au M.A: beluter, bluter, d'où bluttement, coït; labour d'en bas; laborage, labourage, labouraige (métier de courtisane); laboureur de nature, luxurieux, œuvre de la nature; forbir, forgier, forger, fornigier; houlser, ramonner.

Les Ecclésiastiques ont introduit les mots: concarnatio (Tertull), fornicatio; pour le coït, d'où fornicari, coïter. Contagium carnis (1195); turpitudo.

Le coït est encore la chose: officium (esse cum viro, cum muliere); chiose, chiouse, chousette; d'où: faire la chose ou celeques (faire cela); chouser; fac bene et bene tibi erit, fais le bien et cela te sera bon; faiz lo be; fa e le moi. Martial disait: perficio, bien faire.

En rapport avec l'acte de paternité, nous avons: patratio, d'où patrator et patrare, qui était encore en usage au M.A. On désignait encore le coït par les termes: appropinquatio, pygiaca, pygisiacus sacer (Pets); pour coïter: caput habere positum cum aliqua; cucurbitare, introduire le concombre; copulare. Le mot copulatio semble n'avoir été employé au sens coït qu'au M.A, et s'est dérivé en: copule, copulance, copulence, copulacion. Peut-être est-ce de là que sont venues les expressions: avoir la coppie de femme, copie, coppye, couppie. Du latin stupratio, souillure, sont dérivés: stupration, constru-pation, stuprer, constuprer.

Le terme latin le plus employé par les poètes érotiques, est celui de fututio (Mart); d'où: fututor et fututrix pour les acteurs couplés, dont le M.A a fait: fouteur, foteor, fotier, foutier; fututa est la femme qui a été coïtée, de même que diffututa, effututa, blatterata, resupina (couchée sur le dos; indomita, celle qui n'est ni cassasiée, ni las (Messaline). Les verbes correspondants sont: futuo, confutuo (Cat), d'où: fout, fotre, foutre, foterie, fouterie. Une expression encore plus obscène pour coïter, est celle de pisser sur ou dans: meio, commeio, mejo, immejo (Pers. Appul).

Dans le moyen latin le coït se nomme encore: negotium, commer-ce; pormia, pormina; impellicatus, poussage; prolificatio (1451); pollutio; meretricatio, avec des prostituées; d'où coïter: meritricari; pelicare; gerire; gestire; luxuriari.

En vieux français, outre les expressions déjà nommées, nous avons pour l'acte: alcointe; avien (de avier: faire vivre); en roman: ajustamen ajustansa. Puis adoiser, adaiser, adeser, faire aise; berrie; verrie; becosse sicousse; cauqueson, causqueton, faire le coq; confrication; culaige, cullage, couillage, colletaige, culletage; dossee, coup sur le dos; entreprinse; embour-rage de bas; hochement, hochet; joliveté; maquignonnage (c. illicite); racoin-te; racointance; porgissement, pourgissement; ravescot; la basse (danse); la beste à deux dos; ventre contre ventre; la vieille danse; de l'andouille après souper; goûter le brouet d'andouille; de l'avoine au point du jour, d'où: don-ner le picotin; sovin, souvin, être sur le dos, dérivé de supinatio; venete, l'amour conjugal. En roman: bagasser; brizon, acostament, approche; besonha, besoigna, besoigne, besogne; frarelhadura; fag, foing, fait. Coïter se dit: formicador; copular, acostar; appareillar (jaser); tocar, tochar, to-quar, toucher; afar, affaire; fascire, faire; con begucar, caresser le con;

domnei, domprey, dorpmeyamen (?). Le coïteur est le : hazer ; fagedor.

En vieux français, consommer l'acte vénérien s'exprime : appaillardir (1467) ; arrigater, harrigoter (du latin : arrigere) ; beliner, faire acte de bélier (bélinage, beliraige) ; biscoter, bistoquer, bichecoter, brisgoutter ; bracquemarder, braguemarder ; buleter ; cluneter, clunagitare, remuer les fesses ; chalbinder, 1395 ; culer, culeter (culetis) ; coluer ; corber, mettre en corbeille ; convencir, limer deux ; cropener monter en croupe ; dosnoier, monter sur le dos ; faire la druerie ; encocher ; s'embruer ; frapper sur les enclumeaux ; familiariser ; fame aler ; festoier ; gencrer ; gimberter ; se graioler ; hoghiner 1552, hoguiner ; hallononer ; fleureter ; gésir ; janculer (de jancu, débauché) ; joindre 1572 ; faire lescher miel sur l'espine ; jucher une femme ; hausser ou trousser la jupe ; jouer : à la fossette ; des manneguins, des basses-marches, du pic en panse, à picque en cul, au piquet ; pistolander ; secouer le prochet (petite poche) ; abattre des prunes ; raffaitier, raffeter, rafatier ; rembourrer le pelisson ; river le bis ; saulter ; jouer du serre-cropière ; rigoter ; tabourer ; jouer de la saqueboute (trompette) ; mettre Villejuif dans Pontoise ; ajuster, accrocher, bricoller, embrocher une femme ; mettre la cheville dans le trou ; chasser aux conins, aux conils (lapins) ; frotter sa couaine ; fourgonner ; faire le cricon-criquette ; se jucher au crud ; manger de la chair crue ; frotter son lard ; dauber des fesses ; desbarbouiller, descrotter une femme ; desrouiller le bracquemard ; empeser la chemise d'une femme ; exploiter aux pays-bas ; remuer le gigot ; prendre quatre jambons à un clou ; haler du dos ; trouver la jointure ; planter le muy, le may, muguetter ; jouer des orgues ; faire passer les friques ; se percher, boucaner, bouquaner, bouquiner, faire le bouc ; brimbaler ; faire la pauvreté ; la danse ou branste du loup, la queue entre les jambes, haillonner ; bricoltretiller, rousciner, chevaucher ; soulacier, se soulager. Sanare, c'était coïter la femme d'un autre. Comme le disait Béroalde de Berville, dans tout cet acte : si Dieu fit la fille, l'homme la fit femme. Au M.A, lorsque sous une influence nerveuse, l'homme bien portant ne pouvait accomplir son devoir, on croyait qu'on lui avait jeté un sort : nouer les aiguillettes, ce qui se disait encore : faire le neu a la queue ; le nu fait en la coe ; ou cheviller.

Dans le coït, l'homme et la femme ne recherchent pas seulement la conception, liberum quaesendum causā (Enn), mais aussi le plaisir ; ils veulent jouir : frui ; obtenir la voluptata amatoria ; gaudium ; esse bene ; potiri. Le plaisir est au summum dans la fin de l'acte, c'est l'ictus ; lorsque l'homme éjacule, la femme est uda (mouillée). L'homme recherche une femme velox (agile des fesses). qui sait fluctuare (osciller comme l'onde), ou vanere (aller comme un van), badizare (faire le petit trot). Tous deux adsueta labra (lèvres humides de volupté), patrante fractus ocello (l'œil en pamoison

d'amour), se livrant à la frictura (appul. frottement dans le coït), avec fessu-
lus (souffle amoureux), sans se priver de garrire (Juv: jeter des cris de volupté,
ni friguttire (faire des mouvements et jeter des cris lascifs), ou adhinnire (hen-
nir comme les chevaux). La femme au cunnus garrulus (vagin résonnant),
présentant le popysma ou poppysmus (claquement des lèvres ou du vagin), en
crissando (remuant le derrière), l'homme, cevendo (id: Pli. Juv. Mart.) Le
temps des règles ne les arrête pas toujours; dans ce cas, l'acte s'exprime
par bubinare; imbibunare (femineo menstruo inquinare). Les poètes se mo-
quent des femmes qui lâchent des vents pendant le coït, ou autre chose de
plus consistant. Avicenne nomme alacnoth, l'homme qui présente l'infirmité de déféquer à ce moment.

Les salles de bains, les chambres à coucher, les gynécées et les bou-
doirs des dames romaines étaient ornés d'inscriptions de peintures murales,
de bas-reliefs destinés à célébrer les prouesses de Phallus, Vénus, Cupidon
et autres dieux. On y voyait aussi les figura Veneris, c-à-d la représentation des divers modes de coït; des livres d'estampes du même genre circu-
laient dans le public; on annonçait 12 poses différentes; les 36 qu'annon-
cent les pornographistes n'en sont que des variations. Il y avait principa-
lement les canina nuptio, c-à-d le coït more ferarum, à la manière des
bêtes que nous avons traduit par faire levrette. On accusait les Massagètes
de cette coutume: Mos erat Massagetis palam coire instar canem. Il y avait un
mode dit elephantis, dont je ne connais pas la figure. Puis le mode equus
où la femme est à cheval sur l'homme (Hor. Appul); le sedere où la femme
s'assied sur l'homme, ou pendula Venus (Appul) etc.

L'Église ne voulait que le coït normal, fait avec l'intention de procréer
et (aux temps barbares) appelait irésie, toute cohabitation anormale; au
tribunal de la pénitence, elle distribuait les pénalités sur ceux qui s'accu-
saient des infractions. Voici ce que nous dit la Pénitentiale. M.S: coït des
ecclésiastiques consacrés, 6 jours de pénitence; en temps de menstruation 30j;
le dimanche, 7j; coït retro, 40j; coït anal, 3ans; d'une façon continue
more cano, 3 ans. On ne devait pas coïter une femme accouchée avant 30j
si c'était un fils, et 40j si c'était une fille. Le Cuneanus (cap.2) pénalise
les hommes qui forniquent: entre les jambes (de pollutione inter femora),
un an de pénitence, 2 ans s'ils sont jeunes, 3 ans à l'âge viril. C'est le crime d'Onan (Bible) qui n'est pas la masturbation comme beaucoup le croient.
C'est ce que les latins caractérisaient par: meiere in pedes (éjaculation entre
les jambes, en se retirant), et que nous avons traduit par: arroser le gazon.
Telle était la semence répandue par terre.

L'ictus, pour l'homme, est caractérisé par l'éjaculation, ou émission spermatique. Pour Hippocrate, c'est la δίϊκετής (fluxion subite); pour d'autres: ἄφεσις (lancement); ἀποβρασμός (ébullition); μολυσμός (souillure). éjaculer se dit: ἀποσπερμαίνω, ἀποσπερματίζω, jeter sa semence. En latin l'éjaculation se dit: effectus (accomplissement), patratio, submersio (Aug), summersio (arn); en terme vulgaire pytisma, crachat. Éjaculer s'exprime par: obire in semen, ejaculari, ejaculare, expatrare, et en termes vulgaires par pisser: meiere, mingere. Remittere voulait dire éjaculer sous la simple ardeur vénérienne, sans coït ni auxiliaire. En roman on disait spermatizar. Au M.A l'éjaculation est £: dardement, mascaret (Brantôme), pollution (Monder.), facere naturam (1382).

Les anciens croyaient que la jouissance était nécessaire à la femme pour pouvoir procréer, bien que Galien eût réfutée cette notion; l'idée venait de ce que la matrice était assimilée à un animal, plein de désirs, qui se précipitait sur le sperme, s'appliquait même sur le gland, comme une ventouse, pour aspirer la semence. Ils prétendaient que cette action était perçue et que la femme et même l'homme en avaient quelquefois la sensation; que les femmes, dans les cas de conception, sentaient même le col se fermer et l'utérus se contracter dès le premier jour. Idées tout à la fois gratuites et fausses. Pour le diagnostic, le toucher vaginal était connu, le ἀφασσόμενος (Hipp), ou ἐπαφή.

La fécondité et la stérilité étaient des notions importantes dans l'antiquité, qui réalisait avant la lettre, le croître et se multiplier de l'Évangile. La première: εὐγονία, fecunditas (felicis uteri femina); fetos, fetosa (rom), fructuosité, amenait la joie et la prospérité; avoir une femme féconde, γόνιμος; εὔγονος, εὔτοκος, εὔτοκος; fecunda, foecundia, genitalis, était le bonheur des anciens: femina felicis uteri (Hil), femme d'une heureuse fécondité. Au contraire, la stérilité amenait la zizanie dans l'union, et la douleur; c'était l'ἀγονία, ἄτοκος, στειρωσις, στεῖρος, ἀτεκνία, ἀτεκνωσις, ἄτοκος γυνή, ἄφορος γυνή; en latin: infertilitas, sterilitas; le latin moderne a fait: atecnia, itera, acyesis (de ἀ et κυέω); en roman: esterilitat. Une femme stérile ἄστεκμο; (sans progéniture), ἄτεκμων, illiberis (Pert), infertilis, mule (M.A), pouvait être répudiée. C'était encore l'ingenitura, la brehaignété, brehain, brahaigne, breheigne, brahages, l'infructueusité, infructuosité. Le dédain n'atteignait pas la femme qui, pour une cause quelconque, ne pouvait plus avoir d'autre enfant: effeta, exparta.

L'homme pouvait ne pas engendrer parcequ'il était fatigué, épuisé on le disait : defixus, recisus ; virilitas adempta erat (Tac) ; il était anonchali, é-maslé ; c'était l'impotentia (M.L) ; l'impuissance, anaphrodisia faisait comp-ter l'homme : evigoratus, brehain, mehaing, drubert, presqu'au niveau des eunuques, sterili viri. L'impuissance ὀρχιπέδη, devint au M.A, une cause de dissolution du mariage, que l'on prononçait après l'épreuve du Congrès. Devant un jury, l'homme accusé devait s'efforcer à jouir de sa femme ; l'apparât de la solemnité lui enlevait souvent ses moyens et le che-villait, de sorte qu'il était condamné, et que souvent il procréait en de secondes noces.

Les anciens connaissaient les petites difformités génitales qui entravaient ou empêchaient la procréation ; ὑποσπαδίαον, lorsque le méat urinaire est sur le dessous de la verge (hypospadias) ; ἀνασπαδίαιυς, lors-qu'il est sur le dos de la verge ; κύψα ou κυνοδέσμιον, lorsque la peau du scrotum forme un ligament jusqu'à l'extrémité de la verge. Mais ils se rendaient mal compte des grandes malformations congénitales, ce qui les avaient conduit à croire aux êtres androgynes ou hermaphro-dites, ayant les deux sexes réunis, pouvant même se suffire à eux-mêmes. De là est né le culte de Ἑρμαφρόδιτος, fils de Mercure et de Vé-nus, dont la statue, à Rome, ornait les bains communs aux hommes et aux femmes (ἀνδρογυνα λουτρά). Il ne faut pas oublier, toutefois, que, dans le langage, les termes, androgyne et hermaphrodite, s'ap-pliquent aux débauchés servant à la fois d'homme ou de femme, à des pédérastes, des efféminés. Ces expressions sont : ἀνδρογύνης, ἀν-δρόγυνος, ἀνδρόθηλυς ἀρσενόθηλυς mâle et femelle, γυναντρος ; en latin androgynus (Cic), androgine, hermaphroditus (Pli), seminas (Ov), utrius-que sexus (Pli) ; ambiguus inter marem et feminam sexu, infans (Liv) ; feminamas (Tert), masculifemina (Veg), masculofemina (M.L). Plus tard, ce sont : ermafroditus (1405), hermofrodis, arnafrodite, hermo-fronditus, ambigena, garçon-fillette (1577), janfame, jans fames (Joul). Ce n'est qu'au temps des études anatomiques que l'erreur fut enlevée dans le monde médical, mais idée restée vivace dans le peuple.

Les agénésiques véritables sont les eunuques et castrats, fabri-qués par l'antiquité, soit comme gardiens de sérail, soit pour usage à des mœurs dissolues, soit pour le service de certains cul-tes, comme les Galli (γάλλοι), prêtres de Cybèle. Sont eunuques na-turels, de naissance, les criptorchides, anorchides (ἄνορχος, ἀνόρχης) sans testicules apparents ; sont artificiels, ceux qui ont subi la castration : ὀρχοτομια, ἐκτομή, εὐνουχισμος. Il y avait trois espèces de castrats : 1º ceux à qui on enlevait verge et testicules (opération faite chez les jeunes enfants, à cause de la gravité opératoire); ce sont les coupés: ectomias, castrati; ils se rendaient les plus chers, vu la sûreté complète; 2° ceux auxquels on enlevait seulement les testicules: σπάδων, spado, aspada; si l'opération avait été faite chez un adulte, il pouvait ériger et même plus longtemps qu'un normal, ce qui le rendait précieux aux dames romaines, et par inocuité du coït. 3° ceux auxquels on é-crasait les testicules, ou les atrophiait par compression: θλιβίας, θλασίας, thlibias, thlasias, thladias, premo. Le terme εὐνοῦχος veut dire sans fruits, sans graines; les termes: ἡμίανδρος, ἡμιάνθρωπος, ½ homme, χλούνης, signifient aussi eunuque, qui se dit en latin: eunuchus, eunichizatus (Hier). Au mâle tout entier: testitrahus, coillart, coille, couille, couillu, on opposait celui qui avait été châtré par l'opération dite: eu-nuchismus (C.Aur), eviratio, detestatio (Appul), castratio, castratura, succida libido (Claudian), spadonatus (Test). Châtrer se disait: ἐκτέμνω, castro, mol-lire puerum, eunuchizare, eunuchare, emasculare, ementulare, subripere viris (Peti). Le patient s'appelait encore: apocopus (Firm), abscisus (Arn), enervatus (Claud), eviratus, excisus (Sen), exsectus (Luc), sectus (Mart), sectarius (Plau), excastratus (Gell), intestis (Arn). Il y avait encore: bagous, bagoas (d'origine Perse). Les désordres physiques et moraux apportés dans l'organisme, variaient avec le mode de l'opération, et l'âge auquel elle avait été subie. Au M.A, nous trouvons l'eunuque désigné: castrato, eviriatus, ex-coliatus, extesticulatus, effeminatus, chetonicus, carbamatium, harma, ver-vex, herculanus sulcus (herculanus, herculaneus), memonus, menno, menon, menno (1268) (de menoare, diminuer). Châtrer se dit: testuare, testiculare. En vieux français nous avons les expressions: eunuche, monouque, monneque (1462), esmutelé, chaastré, eschatré, sené, buge (auvergne), décoillé, escoillé, escoillu, acoillé, escouez, rancoullé (1395); puis: non sunt (qui ne sont pas), d'où: nonsont, nonçont. Châtrer se disait: décoiller, escoulier, escouller (1385), senner, siermer (1466), sener, bistourner, déviriliser, trenchecouiler, faire ra-sibus, afin de provoquer le: chastrement, chastrure, chastreure, chatreure, dislocation riponesque. En roman, le castrat s'appelait: moton cristat, de crestaire, châtier, qui se disait encore: escolar, vistornar.

*

Malgré leur amour pour la beauté, comme de nos jours, les Grecs étaient loin de faire des unions assorties, pour obtenir de beaux pro-duits. Pythagore cependant, enseignait qu'il ne fallait pas marier les jeunes gens avant 20 ans (on endormait les désirs par la fatigue phy-sique), qu'il ne fallait pas coïter et engendrer dans l'ivresse de peur de communiquer aux enfants des vices physiques et moraux. Il se plaignait de ce que l'on s'enquiert de la santé, de la race, des qualités, dans la procréation des chiens, tandis qu'on est dans l'indifférence pour l'homme. C'est encore ce que disait un poète grec Théognis : « Quand nous cherchons un bélier, un âne ou un cheval, ô Kyrnos, nous tenons à la race et nous voulons des étalons illustres. Mais quand il s'agit d'un mariage, un homme de bonne souche, épouse une vilaine fille de vilain, si elle lui apporte beaucoup d'argent. »

L'opinion générale des Anciens, était que l'homme et la femme émettaient chacun une semence spéciale, dont le mélange dans l'utérus amenait la formation de l'embryon. D'après Anaxagore et Platon, le sperme venait de la moëlle épinière ; pour Hippocrate et Galien, le testicule recevait le sperme du rein par l'intermédiaire des veines ; d'après Aristote, le sperme venait de toutes les parties du corps ; pour lui, les femmes n'avaient pas de semence, le sang menstruel donnait le corps et la matière de l'embryon qui était vivifié par le principe prolifique de la semence mâle. Galien enseignait, au contraire que c'était le mélange des semences mâle et femelle qui donnait l'embryon, mais le sperme servait surtout à la formation des membranes. Empédocle attribuait les monstres à la surabondance ou au défaut de la semence, à sa fausse direction, et les jumeaux à sa trop grande quantité. D'après Athénée, la conception se faisait comme le disait Aristote, pour Rhazès, c'était comme Galien, mais c'était la semence la plus active qui déterminait le sexe de l'enfant. D'après Thomas d'Aquin la semence renfermait un *principium corporis formativum*, qui passait dans la matière de la matrice et donnait la ressemblance. Lorsque, après Aromatari (1625), Harvey (1651) eût montré que tout vient d'un œuf, il admit qu'en celui-ci résidaient la matière et la forme, et que la semence fournissait la cause occasionnelle par irritation extérieure. La découverte des spermatozoïdes compliqua la question ; toutes les idées furent plus ou moins amalgamées, jusqu'au premier tiers du XIXe siècle, où les études biologiques firent la lumière. Ainsi, en 1685, Drelincourt étudiant le développement des ovules, caractérise les opinions diverses, en appelant : Fernel, *seminator*, parcequ'il pense que les êtres se perpétuent par la semence ; Plazoni, *pistor*, croyant que l'homme est formé des deux liqueurs prolifiques ; Barbatus, *liquator atque fusor*, pour dire que l'enfant est né, *e sanguino menstruo coliquante* ; Van Hoorne, *coscarius*, parcequ'il dit que les deux liqueurs donnent un *coagulum* qui est le rudiment de l'embryon. Grasmeyer (1789) disait que la partie la plus fluide du sperme est absorbée par les vaisseaux du vagin, et de là va se mêler avec le fluide des vésicules de de Graaf, d'où se forme un embryon qui passe de la trompe dans l'utérus. Au 18ᵉ siècle, il y avait surtout deux camps opposés, les ovaristes et les spermatistes.

La Lune, disaient les Anciens, a une grande influence sur la menstruation, la conception, et le terme de l'accouchement; c'est pourquoi Diane et Lucine, présidaient comme déesses favorables à ce dernier acte.

Galien disait que la conception se fait peu après la menstruation, rarement immédiatement avant, pas dans l'intervalle, ni quand elles manquent. Hippocrate enseignait que la semence du testicule droit se rend à droite dans la matrice et donne des garçons; et que celle du gauche se dirige à gauche pour engendrer des filles. ceux qui ont le testicule droit plus volumineux que le gauche, engendrent constamment des mâles. Aristote réfute cette opinion. D'après Galien, les sages-femmes sentaient le col utérin fermé, dès qu'il y avait conception, mais il restait mou, ce qui faisait la distinction avec les occlusions pathologiques. Il admettait aussi, avec Hippocrate, que les fœtus mâles occupaient la droite de la matrice, et les femelles la gauche, et que le contraire était rare.

Hippocrate disait aussi qu'une femme grosse d'un garçon a le teint plus vif et plus animé que lorsqu'elle porte une fille, Galien le nie, de même que la vigueur des mouvements utérins pour les mêmes cas, ou la plus grande difficulté l'accouchement pour les filles. Pour lui, il n'y avait pas de durée fixe pour la grossesse; les termes admis normalement étaient 7, 9 et 10 mois; à 8 mois le fœtus ne pouvait pas naître viable.

Galien disait que la matrice retenait le fœtus par une propriété rétentive, καθεκτικός, et l'expulsait au temps voulu, par une propriété expulsive, προωστικῆς δυνάμις. Mais pourquoi cette force avait-elle un terme fixe pour se manifester, et pourquoi dans certains cas agissait-elle avant terme pour provoquer les avortements ? Nous n'en savons guère plus aujourd'hui. Hippocrate attribuait les fausses-couches à une production de phlegme dans l'utérus. Les anciens croyaient aussi que les rapprochements sexuels étaient nécessaires à la production du môle utérin, μύλη, zephyrius fœtus, dont la cause était attribuée par Galien à des ulcérations de la matrice; l'opinion était la même pour la superfétation. Hippocrate enseignait de plus, dans les symptômes de l'avortement, que si c'était le sein droit de la femme qui s'affaissait, le fœtus était mâle, femelle si c'était le gauche.

Empédocle avait décrit le chorion et l'amnios, dans les membranes enveloppantes du fœtus, et Galien qui étudiait sur les animaux, avait donné le nom d'Allantoïde à la poche vésicale qui se continue dans le cordon par le canal ouraque; il avait aussi décrit une membrane blanche, mince et solide, entre la matrice et le placenta, que Hunter (18e s.) décrivit et nomma : membrana decidua uteri. D'après Galien, les vaisseaux de l'utérus s'anastomosaient avec ceux du placenta, au moyen de sinus de vaisseaux utérins, nommés cotylédons par les grecs, (ne pas confondre avec les cotylédons ou cornes utérines), et acetabula par les latins. C'est Arantius (16e s.) qui réfuta l'erreur de cette anastomose.

Empédocle savait que les parties de l'embryon sont développées du 36e au 40e jour; de même Athénée. Dioclès disait que vers le 27e jour, il y a des traces de l'épine dorsale et de la tête, et Platon avait enseigné que la formation du corps humain commençait par la moëlle épinière. De la prétendue anastomose des vaisseaux utérins et placentaires, résultait l'idée générale (et exacte, en somme) que le fœtus se nourrit par l'intermédiaire du sang maternel, mais des idées subversives avaient aussi vu le jour. Démocrite disait que le fœtus se nourrit dans le ventre de la mère par les pores, s'imbibant comme une éponge. Encore en 1655, Courvée soutenait que l'enfant respirait dans la matrice et se nourrissait du liquide dans lequel il nageait, tandis que d'autres disaient que le liquide amniotique était l'urine du fœtus. Fizes (1716) et Flemyng (1755) soutenaient encore que le fœtus se nourrit par la bouche. Certains discutaient l'âge auquel l'embryon recevait l'âme raisonnable et immortelle; les uns prétendaient que c'était au bout de quelques jours; Fienus de Louvain (1632) prétendait que l'âme se loge sur l'ovaire le 3e jour et non le 4e, de la conception; d'autres disaient que c'était à la formation complète; l'Église vers le 3e mois, toutes questions encore agitées par Curtius Corte en 1722.

Les Anciens, avec Hippocrate, prétendaient que l'enfant né à 8 mois n'était pas viable, tandis que celui né au 7e mois passait comme normal; Aristote le philosophe (Orib. XXII. 5.) s'élève contre ce préjugé, mais avance qu'aucun fœtus ne peut vivre avant 7 mois. Cependant l'erreur est toujours courante, nous la voyons encore soutenue par Castre (1603), bien qu'Horace Augenio (1595) eût démontré le contraire. Arniseus (1642) prétendait que le 10e mois était le terme naturel pour l'accouchement. D'autres auteurs allaient plus loin, et la question des grossesses prolongées soutenue par quelques-uns, était traitée d'immorale, par d'autres comme permettant aux jeunes veuves, tous les dérèglements. Enfin citons que Graham (1735), fit le premier des fécondations artificielles, et qu'il fut sujet à la risée des médecins anglais.

*

Chez les grecs Γενετυλλις était la déesse qui présidait à la génération, chez les latins, les conserentes dii. La génération se nommait : γένεσις, γέννεσις, ou γονεια, γονοποια, de γόνος (naissance); generatio, genitus (Appul), genitura (Pl.); satus (Cic); generamen, generatus; on la disait: liberûm quaesendûm causâ (Enn). En moyen latin, elle est : genitrix; prosatrix; gignentia; genesis; genesidium; fœtum. En vieux français: engendreure, engeriure, engeracion, engendracion; porteure. En roman, portar est la faculté d'engendrer. C'est aussi l'animalisation (Selck. 1772). C'est aussi la procréation: τεκνωσις (de τέκνον, petit enfant): procreatio (Cic); progeneratio; fetura. En moyen latin: fructura; procreamen; formatio (1610); puis enfanture. La vertu prolifique, vis generandi (Col), s'indique pour ceux qui l'ont, par les phrases : ad generandum optimûs (Col); idoneus seminendis (amentis) (Col); optimo progenerant (Col).

Générer, procréer, engendrer, se disent: γεννάω, γεννηματιζω, συναπογεννάω τεκνόω, ἐκτεκνόω, τεκνοποιέω, φυτεύω, συντεκνόω, τικτω (en parlant du père), ἀρόω, labourer. En latin : genero; insemino (arm); naturare; gignare, seminare (Cal); puis les verbes: gravido, ingravido, impleo (charger, remplir); feto (rendre mère); importare fecunditatem feminis (Pl); frangere filios; creo, procreo, progenero, propigno; conserere arva muliebra. En moyen latin: impregnare, fetare, filiare, generare, plasmare. Il ne faut pas oublier que s'adressant à la femme, l'expression enfanter a le double sens de créer, concevoir et accoucher.

En vieux français, nous trouvons donc: enfantar, enfantivar, effantar, afentar, engenoivir, empreingner (1377), empreignier, progenier, gendrer, empraignir, empreindre, enfeconder, enchargier, concrcier, concrcier, congreer, congrier, filler, enceinter, encenter, enceinturer, conjennir; en roman: cosselur, encanher, enfectivar. D'où les substantifs: impregnation, impregnacion, impregnation, concreance, concreation, concebrement, concivement, concebrat, enfantamen. Les termes engrosser et similaires signifient engendrer en se rapportant à l'homme, et être enceinte pour la femme: engroissar, engruissar, engroisser. Puis: procries, pourcreez (1324), procrees (1408), emprenhar (rom.).

La conception ou fécondation est le résultat acquis: συλληψις, ἐγκυησις. Encore πληρωμα (Arist) qui remplit; συλλαβη, qui rassemble En latin: seminatio (Var); conceptio, preins (empreinte). Concevoir, pour une femme, se disait συλλαμβάνειν ἐν γαστρι, rassembler dans le ventre; κυοτοκω, avoir un fœtus; ὑποκυομαι, conceptare ; gestare in utero, comprehendere. Avoir conçu, était : ὑποκίμβλημι ; ἐν γαστρι λαβεῖν ; feta, fetosa, fetuosa ; partus maturescent (Cic) ; seminatus (conçu). Cicéron dit : Praegnantem uxorem relinquere, laisser sa femme enceinte ; en roman : prenhenza. La femme qui concevait dans le temps des règles, était contralunaris. Alimona, déesse, veillait sur le produit de la conception et le nourrissait.

Le produit de la conception, est le κύμα (embryon, fruit), ou κύημα, tout au début, avant le 2: mois ; ensuite on le nomme εμβρυον, et à terme, βρέφος. La superfétation était επισυλλοψις, avec le verbe επισκυισκω, et le résultat επικυημα, epicyema. En latin : superimpregnatio. Le fœtus est dans une enveloppe χόριον, χωρίον et ἄμνιος la doublant ; Galien compte encore l'allantoïde αλλαντοειδής. Il est relié à la matrice par l'arrière-faix, δευτέριον (Poll), δευτερα ou placenta. A noter encore l'ouraque, οὐραχός, et le liquide amniotique πρόφορος.

En latin c'est le : conceptum, conceptus, fetus, fœtus, partus, germinen (Tert), pondera uteri (Prop), labores uteri (Cl), proseminatio (Virg), praeseminatio (Vitr), venter (Juv. Ov) ; gemini, s'il y en a deux. On le dit cyema, genitura, avant le 2: mois, embryon, après ; tandis que le produit de l'avortement est dit : defectivus ou abactus venter, abortiva genitura (Tert). Au M.A. on trouve les termes : praegnatus (1061), prains, preins, praegnasis puerperium venter (1293), d'où ventrée. Les enveloppes fœtales : folliculi (Isid), pellicula (Aët), armatura (M.A), pallicula stera, sont : 1: l'amnios, amnium, agmina menstrana (Aët) ; en arabe : abged, abgas. 2: le chorion, chorium, camisia fœtus, charta virginea ; 3: l'allantoïs avec l'urachos, involutus, urinaculum. Le cordon ombilical, umbilicus (Cels), réunit le fœtus à l'arrière-faix, secundæ (Cels. Pli). Lorsque les nouveaux nés naissent coiffés, la coiffe se nomme : neustha, pileus, pileolus, galea, vitta. Les jumeaux sont dits : uterini ; bassos (rom), bessons (v.f), jumel, jumeau, jumelet, tergemelle (1540), trijumelle.

En vieux français le fœtus est le fruit, part, pecus (embryon dans la loi salique), embrio, enbrio, fet, fetus, prenhat, ventrada. La membrane fœtale est l'agnelette (Paré) ; le cordon ombilical, boiel nombrillière (Paré), lacet, après la section laisse la védille adhérente. Le placenta : aubete, arrière-faix, délivre, amnie, macherie, lit (Salerne) livreure, nurreture, nourriment (1402), receptable de la matrice (1473) ; la coiffe est l'agnelière.

La grossesse, κυησις, vient de κυω, κυέω, être enceinte, qui se traduit encore par : ἔποχος, qui contient en entier ; ὄγκος, masse, ou ἔγκαρπος, enfruitée; ἐγκύμων, ἐπίτοκος; κοιλοφορέω qui porte dans le ventre, signifie engrosser. La grossesse se traduit encore par: ἔγκυος; ἐν γαστρὶ ἔχειν; κυοφόρος porte fœtus; τοκάς aussi qui a accouché; φορτοφορέω, être enceinte, porter un fardeau; ὑπερβρυόω, κυοφορέω, engrosser. la gestation ou durée de la grossesse, est la κυοφορία. Être près du terme: ἐπίτεξ (Hip), ἀρχίτοκος. Une envie de femme grosse se dit: αἴσσα, κίττα, μαλακία, κίττα, citta, pica, picatio, qui se prennent aussi pour appétit des aliments vicieux; Moschion nomme σιαχάσια, la nausée de la grossesse. Être enceinte d'un garçon: ἄρρενα παῖδα, et d'une fille θήλειαν παῖδα. Une femme grosse se disait encore λυσίζωνος, qui a la ceinture déliée; c'était l'épithète d'Ἄρτεμις (Diane) qui veillait sur la grossesse et les femmes en couches.

Chez les Latins, Lucina personifiant la lune et Diane, avait le même rôle tutélaire de la grossesse, mais Juno-Lucina (Junon-Lucine) présidait à l'enfantement, aidée des déesses Prorsa et Postverta ou Postverta, qui favorisaient la présentation de l'enfant. La mère des oracles, Carmenta, était aussi quelquefois la déesse de la fécondation, représentée par deux statues, l'une prorsa, l'autre postversa.

La grossesse, graviditas (Cic), gravedo (Non), gravis uterus, détermine l'état de la femme enceinte, gravida mulier, gravidata, feta, matura; enixa se dit surtout pour les animaux, cependant Ulpien dit: eniti ex aliquo, avoir un enfant de quelqu'un. Il y a encore les expressions: gravata mulier; gravis utero (Pli); inciens (Var); loesura uteri (blessure); imprægnata; perula (Appul) petit sac; plena (V.Fl) pleine, ou repleta (Just); encymonis (Pl); plenus venter (Ov), sarcina, charge, ou onus; onus ventris (Ov) ventre chargé. Être grosse, uterum gerere (Cels). Ovide dit: tendebat gravitas uterum; déjà on voyait qu'elle allait être mère, pour caractériser le début. La gestation se disait fœturatus, prægnatus (Tert), fetura (Var), prægnatio (Appul), prægnans, maturus venter; sa durée était: materna tempore. Parvenir au terme de la grossesse: complere materna tempore, où l'accouchement doit avoir lieu: Solvi partus ou parturientes (Plin). Le molucrum μύλημος était un faux germe κύησα, naducara (Avicenne). Porter jusqu'à terme se disait: portare ventrem (Cel), ferre ventrem (Liv), prœ-ferre partum (Pli), nutinare (M.L). Les acetabulares vulvæ et eminentiæ, sont les Varices vulvaires de la grossesse.

En vieux français on désignait la grossesse: groisse, porture (1390), gesine, gésine, engroisse, engroissure, engrossement, gros état, grosseza, grossessa, emprainte, empreinte, empraignie, prins, prains, praing, preigne, praigne, friut, fruit, ventrée, portée, postume, apostume (abcès), gest (gestation), enceintée, enceintement, enceintoise, encintoise, mal des 9 mois. Devenir enceinte : gros-soier, encargar, encharger. Une femme grosse était : accinte, incincta, an-çainte, encçainte, enchainte (1365), encçainte, encçainette, enscynte, enseinte, encaintée, grossière, ensencha, femmas preins ; femme empeschée, pleine, plaine d'enfant, drouille. Des expressions pittoresques caractérisaient cet état : être à 4 pieds, avoir 4 pieds dans deux souliers, les petits pieds font mal aux grands, en attendant que les petits pieds sortent, ventre rele-vé en bosse, fille qui embarrit (1447). Les taches de grossesse sur la peau étaient les maille, petas, petag (1635).

Si la grossesse ne va pas à terme : ejecticia (Pli), immaturitas partus (Isid), c'est l'avortement ou fausse-couche, qui peut être naturel pour de multiples causes, ou provoqué. Chez certains peuples plus ou moins sau-vages et prolifiques, pauvres, l'avortement était de règle, pour appliquer la loi mise en évidence par Malthus. Il était aussi fréquemment pro-voqué chez les esclaves, ou les matrones qui voulaient cacher leurs déré-glements, chez les courtisanes ; en un mot : 1° pour ne pas avoir de rides sur le ventre (Senec. ad. Helvi), acquor ventris (ventre lisse) ; 2° pour n'avoir pas d'arrêt dans les plaisirs du coït ; 3° pour abolir le témoin d'un coït illégitime.

Aristote (Polit. VII. 14. 10) veut limiter la population. Si la loi du pays défend l'exposition des enfants que préconise Platon, qu'on fasse avorter les femmes ; il parle des moyens employés par les Crétois pour dimi-nuer la population. Chez les Juifs, la médecine du Talmud, re-commande de mettre un mouth (objet mou, pour arrêter le sperme) dans le vagin : 1° aux filles trop jeunes pour concevoir ; 2° aux femmes enceintes les 6 premiers mois ; 3° aux nourrices.

Bien que dans le serment Hippocratique, le médecin jure de ne pas provoquer d'avortement, Hippocrate raconte les conseils qu'il donna à une jeune esclave enceinte : pessaires médicamenteux, sauts, etc. L'avortement : διαφθορά, φθορά (Hipp), ἀμβλωσις (Gal) faiblesse, ἀποφθορά déperdition, ἐξάμβλωσις, ἐξάμβλωμα, s'appelait encore ἔκρυσις écoulement, dans les sept premiers jours. C'est encore : ἔκτρομα, ἔκτρωσις, ἔκτρωσμός, ὠμοτομια. Une femme avortée était dite ἐκβολάς, et le produit de l'avortement ἔκβολος. Les abortifs, médicaments ou autres se nommaient ἐκβόλια, ἐκβόλιαα, φθόρια, ἀπόφθαρμα, ἐκτρωμα-τιάιος. Avorter, faire avorter, s'exprimaient : ἀμβλίσκω affaiblir, ἀ-παμβλίσκω, ἀναλύσκω, ἀπαμβλόω, ἐκτιτρώσκω, ἐξαμβλόω.

En latin, aborsus, est l'avortement peu après la conception ; abortium, celui dans le milieu de la grossesse ; abortus, celui au temps de l'accouchement, tunc enim moritur quod nascitur. On trouve encore les termes: abortio, abortium (Hier), abortivum (Pli), abditivus, abactivus, ectroma (Tert), collisio abjecti partus, avorti (Bor) ; aborsa et ejecticia ont aussi la double application à la femme avortée. On nomme abortivus, ce qui cause l'avortement : abigere partum medicamentis (Cic. Tac) ; les médicaments qui empêchent de concevoir ou provoquent l'avortement sont : atocium, phtorion (Pli), phtoria, abigmentum (Prisc). pyulca, echolia (de echolia), amblotica præstantia ou medicamenta. Les pessaires abortifs : πρόσθετα (Hip), balanus, blapsigonia, pessos, pessulus, subdita, subdititia. Abortivus est aussi le produit de l'avortement. Nano, pumilione, nonatus, signifient un avorté, avorton, mal bâti ou conçu.

Avorter se disait : abigere fetum (Col), abortire, abortare, abortum facere feminis ; aboriri fetum c'est accoucher d'un enfant mort. Se faire avorter : abigere fetum a se conceptum (Suet). En moyen latin, l'avortement se nomme : aborritio, aborticiosus, avorsus, perditio, deperditio, amblosin, apophthoram, deguastatio ventris. Avorter : abortire, avortare, abortir, deguastare ventrem. En roman : abhortir, abordir, avortar. En vieux français, c'est : avoitrement, abvortement, advortement, avoytrement, affolamen, affolure de femme enceinte. Une femme qui vient d'avorter : abourtée, avouetrée, avoytrée. Avorter ou se faire avorter : avortir, (avortif) (abboutif), advoulter, avoytrer ; desvorbier, desvordyer, c'est avorter naturellement, disperdre (1581).

*

Si Arthemis veillait sur la grossesse, Ειλειθυια (Ilithye) était la déesse des accouchements, mais Arthemis avait aussi l'épithète ὠκυτόκος, qui hâte l'accouchement. Outre Juno-Lucina, la Diana romaine, avec l'épithète Lochia (Inscrip.) remplissait aussi l'emploi. Alilat était aussi une autre divinité alliée à Prorsa (ou Prosa) et Postverta. Junon avait encore les épithètes : Fluonia (arrêtant les hémorrhagies), et Opigena, la secourable. Les Nixi Dii favorisaient la naissance.

L'accouchement, τόκος, se nomme aussi : ἀποκύησις, ἀπότεξις, κυστοκια, λοχεια, λόχευμα (produit de). La femme en couches λεχώ devient τοκάς, νεοτόκος lorsqu'elle a mis bas son enfant τοκετός ; on la nomme πρωτολεχής lorsqu'elle accouche pour la première fois. Si l'accouchement est heureux, εὐτοκια (eutocia. L.M), ou prompt ὠκυτόκον, la femme est souvent πραΰτοκος, qui accouche sans douleur, mais l'acte est souvent μογοστοκια, douloureux, et quelquefois laborieux ou funeste, δυστοκια (distocia, L.M). la douleur spéciale est : ὦδις, ὦδιν, ἀνάγκη. Être dans les douleurs, ὠδίνω. Accoucher à terme, se disait τελειοτοκέω, et l'enfant venu à terme τελεόγυνος (Arist); on appellait τελεσίγονος, τελεσίτοκος, tout ce qui favorisait l'accouchement à terme ; encore : εὔλοχος δυσλοχος et ὀξυτόκιον, remède pour hâter. L'accouchement césarien, était l'ὑστεροτομοτοκια, l'ἑλκυστήρ (helcyster) était un crochet pour extraire le fœtus. On nommait θυλάκιον (thylacion) le bombement de la poche des eaux.

Accoucher se disait : ἀποκυέω, ἀποτίκτω, ἐκτίκτω, ἐντίκτω, ἐπιτίκτω, pour la 2ᵉ fois ; ἐκκυέω, ἐπιλοχεύω, φιτύω, συνεκτίττω ; ἀνωδίνω être en mal d'enfant. Adoucir les douleurs de l'accouchement : μαλθακωτέρας τὰς ὠδίνας ποιέω. On avait quelquefois recours à l'embryotomie : ἐμβρυοτομια, ἐμβρυουλκια. Délivrer une femme : λοχεύω, τὴν τίκτουσαν μαιεύομαι. Accoucher d'un garçon : ἀρρενοτοκέω ; d'une fille : θηλυτοκέω ; de deux jumeaux : δισσογονέω, διτοκέω. La première conception : πρωτογονια. La femme qui enfante facilement εὔτεκνος, s'oppose à celle qui est accablée par les douleurs : βεβαρημένα ὠδίνεσσι.

En latin, l'accouchement se dit : partus, partum (Liv. Hor), partio, partitudo (Pli), partura (Var), parturitio (C. Aur), pariendi poenae (Pli), enixus (Pli) ; travail d'enfant, editio, puerperium (Pl. Sen), et se fait maturo pondere (Ov) le terme approchant, aux genitales menses (Gell), mois où l'accouchement doit avoir lieu ; il s'annonce par écoulement d'eau d'amnios, primitiae. On nommait, perversus partus (Pli) l'accouchement difficile ou contre-nature, et partus Agrippinus, celui où la présentation se faisait par les pieds, encore praeposterus natalis (Pli) ; l'enfant né de cette façon portait le prénom d'Aggripinus. La femme en couches s'appelait : puerpera, enixa, feta, effeta. Deverra était la déesse qui présidait au lavage et à la purification de la chambre des accouchées : laborantes, parturientes ; primipara, à la première couche ; gemellipara, à la couche double. Latone avait ce surnom comme mère de 2 jumeaux (gemellus, gemini) ; en moyen latin, on les appelait couterini (uterins), couterinos. Vopiscus (Pli) est le nom du jumeau viable, lorsque l'autre est mort.

Accoucher se disait : parturire ; laborare, travailler ; utero laborare (Hor) ; enite onus utero (Ov) ; onus naturae deponere (Phaed) ; reddere catulum partu (Ov), la femme en travail : enitens in puerperio (Gell) : laborantes utero puellae (Hor) puerpera uxor (Sen). Nixurio et nitor, signifiaient faire des efforts pour accoucher ; verminor (Pomp), éprouver des douleurs. On essayait de solvere partus (Pli), favoriser l'accouchement, venire ad fetam gratulatam, proficere ad partem (Cic), lorsque la femme souffrait : dolescebat mulier parturiens. Expulser l'arrière-faix se disait : secundas sciere (Pli). La femme en couches se débarrasse de l'arrière-faix : ex partu residua purgat mulier (Scrib.). Accoucher d'un enfant mort : producere mortua corpora partu (Scrib.). Quelquefois on est obligé d'ouvrir le ventre de la mère, opération dite : κοιλιας (P. d'Eg), intersectio (Isid.), tomotocia, afin d'obtenir un enfant vivant surnommé cœso (d'où César comme nom), filius exsecto ventre editus (Ulp); c'est encore : excidere partum mulieri (Dig); cui mortuæ filius exsectus est. On extrait quelquefois l'enfant au moyen d'un crochet, uncus (Cels). Les femmes sont affaiblies : pariendi pœnis invalidæ (Pl.); commotio gravior gestationis (C. Aur); decubice (M.L).

Au M.A, l'accouchement (ou les couches), prend le nom de : part, gésina, gesina, gésine, jassina, parturimente, puerpre (1378), accouches, tretrez, paillola (rom). Nixæ, couches douloureuses. La femme en couches : commère, enfante, enfantriz, enfantrice, enfanteresse, enfantairitz (rom), escouchiée (1305), jassinaria mulier (1483). Les douleurs d'accouchement sont les : gires ou ondées (1457). Une femme prête à accoucher était : appelée de maladie. Accoucher : jacere de partu, de puero (1308); parturir, parturir, gésir, gisare, gésiner, jésir, agire, nixare, verser; en roman : ajazar, ajayre; puis : accocher, escouchier, acolchier, estre baille, se colever, filler, filler, se décharger, faire des pieds neufs, etc. La délivrance : délivrement, délivre, délivreure, délivraison, livreure. Les relevailles de couches : relevata, levailles, velenailles, relaice (Froissart). On appelait : abscisez, les enfants césariens, et ciptier, l'enfant posthume.

*

La débauche, mollities (Pl. Ter). inversi amores (Hor), est la suite d'une surexcitation de l'appétit génital, ou d'une perturbation cérébrale; elle est de tous temps et probablement elle existera toujours; de sorte que ses rites et ses conséquences devront être des sujets d'études pour les médecins. La prostitution, qui en dérive, tient aussi à des causes sociales, dont la surabondance ou la pénurie des femmes, la misère sociale, la paresse et l'appât du luxe sont les principaux facteurs; c'est une lèpre de toutes les époques que rien ne peut arrêter ou enrayer. Acherius, orateur romain, disait : l'impudicité est un crime chez l'homme libre, une nécessité pour l'esclave, un métier pour l'affranchi. Cette impudicité est la source d'une foule de maladies ou infirmités.

L'orgie publique fut d'abord l'extension des cultes aux divinités de la génération, ou du principe fécondant. Dans l'Inde c'est le culte de Siva, avec ses baïadères qui sont des prostituées. A Babylone, chaque femme devait se prostituer pour le temple, au moins une fois dans sa vie. Chez les Juifs la prostitution s'exerçait près des temples, et même quelquefois à l'intérieur (Manassé); Sodome et Gomorrhe ont laissé leur célébrité des plus honteux dérèglements. La prostitution sacrée, rite et vestige de la promiscuité primitive (conservée à Sparte où les femmes étaient en commun), de religieuse et hospitalière, devint une transformation en lupanars des temples, où dès le début on n'offrait que les prémices de la virginité. Les Hiérodules du temple d'Aphrodite se prostituèrent en dehors de leur service; il y en avait plus de mille à Corinthe, presque toutes d'origine étrangère. Les Hiérodules mâles (Ἱερόδουλοι) des temples de Cybèle servirent à la pédérastie. Le culte de Διόνυσος (Bacchus), et celui de Priape, donnaient naissance aux fêtes ithyphalliques, où les prêtres, ithyphallophores, promenaient en processions, de gros membres virils en cuir rouge, nommés ithyphalli (ἰθύφαλλοι); fêtes suivies d'orgies, dans lesquelles les bacchantes, après des danses échevelées et lubriques, se livraient à toutes les impudicités du sexe. Cotyto, déesse de la débauche, avait ses fêtes cotytées. Si Bona Dea, était à Rome la déesse de la pudicité, on désignait aussi, cependant, Cybèle, la mère des dieux, sous ce surnom. Où la licence était portée à son comble, et où la lubricité atteignait son paroxysme, c'était dans ces fameux mystères de la Bonne Déesse, dans ces saturnales nocturnes, où tous les âges et les sexes confondaient leurs immondes caresses dans une affreuse promiscuité, et se livraient pêle-mêle, à toutes les fureurs de l'ivresse érotique. Il ne faut pas oublier que ces mœurs ne furent pas celles des temps héroïques; elles ne se développèrent qu'avec la civilisation; auparavant c'était le rut stupide avec viol, plus tard ce fut le raffinement de la luxure. Un peuple primitif peut être lubrique, mais il n'est pas débauché, il ne connaît pas l'impudicité.

En Grèce, tout d'abord le mariage était la première loi du citoyen, et la femme adonnée aux soins du gynécée, vivait pure; Les agoranomes étaient jaloux de la décence et de la morale publiques; des lois sévères étaient promulguées contre l'adultère (de la femme); l'exclusion des services publics était prononcée pour les dépravés et les déréglés; le γυναικονόμος était le magistrat chargé de surveiller les mœurs des femmes. L'époux pouvait, il est vrai, passer ses fantaisies sur ses esclaves femelles; il prenait quelquefois une concubine, παλλακή ou παλλάκιον (jeune); alors le concubinage était regardé comme οὐ καλόν, un à propos. Mais le concubinage avec les Grecques libres était toujours dangereux, car il pourrait être puni comme viol ou adultère, μοιχεια. Ce n'est qu'à la décadence, que la pauvreté poussa vers la prostitution, les filles grecques libres.

La lubricité et la lasciveté, ἀσωτια, ἀσωτεία, ἀκολασία, ἀκολασία, μαχλοσύνη, ne se commandent pas, c'est une question de tempérament, mais lorsqu'elles tournent à la débauche, à l'impudicité, κιναιδεια, κιναιδια, c'est un vice, la vie efféminée ou le libertinage τρυφή, conduit à l'orgie, συνεπεριφορά; cela devient une habitude de s'abandonner ou de faire une partie d'orgie avec quelqu'un: συνακολασταίνω, συνεπικωμάξω. Le lascif se nomme: ἀσελγής, ἀσωτος, ἀκολαστος, ἀκολασιος, ψωλος, βάταλος (de βατεύω saillir), ἀρσενοκοιτης (de mâle et coït); le libertin: λαγνης; le libidineux φιλοιφης; le voluptueux: τρυφαξ, τρυφότης, τρυφητικος. Au delà, c'est le débauché infâme: βδελυρός, ιππόπορνος, κυννόπρωκτος, κακυριστης, καταπύγων, ἀνηρ πονηρός; enfin les plus infects, détraqués, prostitués pour tous les vices: κυβευτης (bateleur de profession); le κιναιδιατος, κιναιδος (le cinædus latin) pédéraste actif ou passif. On nommait μοιχλός le débauché qui préférait les adultères, ou μοιχαλις, et μοιχάς la femme adultère; une femme impudique était comparée à une bacchante et dite: βασσάρα.

C'est Solon qui, le premier en Grèce, établit un temple à la prostitution civile, à la Vénus Pandemos, pour régulariser et limiter les dérèglements qui se produisaient par la venue de nombreux commerçants étrangers dans les ports grecs. Le poète Philémon s'écrie: « O Solon, tu as vraiment été le bienfaiteur du genre humain, car on dit que c'est toi qui a le premier pensé à une chose bien avantageuse au peuple, ou plutôt au salut public. Oui, c'est avec raison que je dis ceci, lorsque je considère nôtre ville pleine de jeunes gens d'un tempérament bouillant, et qui, en conséquence, se frotteraient à des excès intolérables. C'est pourquoi tu as acheté des femmes et les a placées en des lieux où, pourvues de tout ce qui leur est nécessaire, elles deviennent communes à tous. ceux qui en veulent. »

L'établissement de la prostitution légale, πορνεια, eût lieu avec des esclaves femelles, πόρναι (πόρνη), placées dans des maisons de prostitution οἰκηματα της ἀφροδιτης, πορνεῖον, établies dans le voisinage du port (Pollux), au Κεραμεικος (Céramique) dont elles occupaient les arcades; plus tard il y en eût dans la ville, où le quartier des courtisanes s'appelait σκιρον. Dès l'abord, les prostituées n'avaient pas l'entrée de la ville et des temples, elles étaient assujetties à porter des robes brodées à fleurs; et, dans le principe, elles furent entretenues aux dépens de la République. Plus tard, les maisons furent dirigées par des "patrons de prostitution, πορνοβοσκός, πορνοτροφός, μαστροπος, placés sous la surveillance des agoranomes. Encore après, des hôteliers, taverniers, etc, moyennant une rétribution, τέλος πορνικον, mise à l'enchère, tous les ans, par des receveurs particuliers, πορνοτηλῶνες, purent tenir maison de prostitution; enfin, les femmes purent exercer librement leur profession moyennant contribution, et étaient inscrites sur la liste complète des noms et demeures des prostituées, même des pédérastes.

Les prostituées exigeaient, de leurs clients de passage, un salaire μισθῶμα, διαγραμμα, ἐμπολή, variant suivant leur rang ou leur position dans la prostitution; c'était tantôt 8 chalcos, tantôt 2 oboles, une drachme, un stater, etc. Les courtisanes, hétaires, ἑταίρα, ἑταιρη, ἑταιριδος, μαχλάς (poët), artistes, liseuses de vers, musiciennes, formaient une classe à part, qui se faisait payer plus cher, et menait une vie plus intime dans la cité grecque. elles avaient quelquefois avec elles des prostituées sous-ordres. Corinthe possédait les femmes les plus belles, les plus intelligentes, qui se faisaient amplement rémunérer, d'où le vers d'Horace: Non cuivis homini contingit adire Corinthum; il n'est pas permis à tout homme d'aller à Corinthe.

Les prostituées qui fréquentaient les cabarets, étaient les musiciennes, ἑταίρι μουσικαι, les danseuses σοβαι. Toutes ces tavernes, προαγωγεῖον, μαστρυλτεῖον, μαστροποεῖον, μαστρυλειον, étaient de véritables lupanars, ainsi que les ασωτειον, κασώριον, χαμαιτυπειον. Le παιδισκεῖον, était la maison où l'on prostituait de jeunes esclaves des deux sexes. Le τεγος était une maison de rendez-vous.

Les proxénètes ou entremetteurs portaient des noms divers: προξενητης, ἀνδροπορνος, χαμαιτυπος, προαγωγος. l'entremetteuse, μαστρυλη ou μυσαχνη était toujours une ancienne prostituée. Les femmes publiques avaient diverses épithètes: λαικας, λαικαστής, λαικαστρια; la παιδισκη était la jeune esclave prostituée; la δειχτεριας, la comédienne; δειχτεριαδος celle qui rôdait sur la place du port. Les unes déambulaient devant leurs portes, avec des vêtements transparents, d'autres (προστάς) se tenaient près des portiques ou vestibules. Il y avait encore des noms particuliers: κασουλκάς, σαλμαχιδες, qui agite, qui secoue; χαμευνας, qui se couche à terre; ενεργαζομεναι παιδισκαι, les horizontales, celles qui travaillent horizontalement; φιλέραστος γυνή, femme d'amour (φιλεραστρια, penchant à l'amour) Les basses prostituées se nommaient: πορνιδιον (diminutif); λυκαινα, louve; φθειροχολη, pouilleuse, etc. Les noms divers de la prostitution étaient:

πορνεία, καταπόρνευσις, μαστροπεία, τριπορνεία [...], χαμαιτυπία, μαστροπεία, ἀγωγεία, ἑταιρεία, ἑταίρησις, etc... prostituer se disait aussi χαμαιτυπεῖν. En Grèce, comme à Rome, la prostitution envahissait les bas quartiers, d'où l'expression descendre, pour aller se donner à la prostituée ; aujourd'hui nous disons monter, pour une analogie diverse.

*

Rome doit sa fondation grâce aux soins qu'une prostituée prodigua à Romulus et Rémus, Acca Laurentia, surnommée lupa (louve), surnom caractéristique. Si au début, les mœurs y furent à peu près pures, malgré les influences étrusques, cependant l'encens fuma, dès la plus haute antiquité, dans les temples de Vesta, pour les hommages à la Vénus populaire, Venus salacia. Le mariage y était une mesure de police, le rude romain n'en faisait pas une question d'amour ; il respectait l'Union, et son épouse, dans l'intérêt de la Société, mais il ne se privait pas de glaner ailleurs. La loi des douze tables prohibait le célibat (cœlibes prohibito), il fallait produire des citoyens. Avec les conquêtes et les richesses, les Romains se contaminèrent, le célibat prit de l'extension et le nombre des naissances diminua; les censeurs Camilius et Posthumius obligèrent les célibataires à payer un impôt (æs uxorium); Auguste rendit en vain la loi Julia de maritandis ordinibus, et le Sénat (9. av. J.C), par la loi Papia Poppea, mit le frein au célibat, sans grand succès, car elle ne resta pas longtemps en vigueur. Les adultères devinrent fréquents (adulter, aldutera, pour les complices, aldutérium, pour l'acte), ce qui est l'indice d'une grande impudicité; adultero signifia également, ou commettre un adultère ou faire la débauche.

Le mariage, matrimonium, justæ nuptiæ, se modifia ; ce ne fut plus le sacrifice de la conferreatio, il devint par usucapion (usage), demi-mariage, formé par la simple cohabition d'un an, pourvu qu'il n'y eût pas une interruption de trois jours consécutifs. Le concubinage (concubinatus, contubernium, pelicatus), n'est pas honteux, c'est une troisième espèce de mariage licite, déterminé par la volonté (ex sola animi destinatione), que l'on désignait aussi sous le nom d'injustæ nuptiæ, qui plus tard eût l'équivalent de prostitution, lorsque le concubinage ne fut admis qu'avec des femmes de condition servile ou nées de parents obscurs. Au début, la concubine (amica, succuba, domina) était distinguée par la forme des vêtements, plus tard il n'en fut plus ainsi. Le divorce devint aussi d'une extrême facilité.

En 240 (av. J.C), on institua les fêtes printanières Floréales, en honneur de la courtisane Flora, qui sous cette condition, avait légué de fortes sommes à la ville. Les courtisanes nues, en public, se livraient à toutes les

mimes lascives et impudiques, en proférant des propos obscènes. Pour relever
ces fêtes, on les mit sous l'égide d'une déesse des Fleurs, mais en vain, si
bien que Caton, (qui considérait les courtisanes comme une institution nécessaire et salutaire) fut obligé de se retirer d'une de ces fêtes, aux applau-
dissements de la foule, pour laquelle il était une gêne. En 186 (av. J.C)
on fut aussi obligé de faire des poursuites contre les Bacchanales, avec le
prétexte qu'il s'agissait de Société secrète. Dès 180 (av. J.C), il y avait déjà des maisons de prostitution à Rome, puisque l'édile Mancinus fut
chassé de l'une d'elles, à coups de pierres. Sous le prétexte de célébrer
le culte d'Isis (venu d'Égypte), les matrones censées se rendre au temple,
pour des dévotions d'une durée de dix jours, endroit où les hommes ne
pouvaient entrer, en profitaient pour aller aux rendez-vous de leurs a-
mants. La débauche envahit le théâtre ; on vit représenter sur la scène,
l'enlèvement et le viol des Sabines ; les figurantes courtisanes se prostituaient après le spectacle à un prix annoncé sur la scène ; les mimes
paraissaient nues sur les planches, avec des poses lascives et des mouvements voluptueux. Sous Héliogabale, on vit même le coït exercé pu-
bliquement au théâtre.

L'amica (maîtresse ou concubine), était l'analogue de la grande hétaïre grecque, comme condition, mais non comme instruction ;
bien que forcée, au début, de porter une mitre comme celle de nos
évêques, d'avoir une tunique qui ne descendait qu'à mi-cuisse ou
jusqu'aux genoux (d'où le nom de toga (T.L), togata, donné à la prostituée), surpassa bientôt le luxe des matrones ; celles-ci imitèrent
les courtisanes, de sorte que la distinction s'effaça. La baccha, était
la femme folle de son corps (bacchabundus).

Rome est livré à la débauche, lascivia (Ov. Suet), lascivitas (C.Aus)
libidinitas, lubidinitas, licentior vita (V. Max), nequitia, nequities (Mart),
spatale, spotula (Varr), scortatus (Appul), par les actes, et les images ou obs-
cénités, libido, lubido. Fréquenter les lieux de débauche, ou être livré à la débauche, vacare luxuriae (Hier), lustrari, c'est la règle, jusqu'à
ce qu'on soit épuisé, effututus, exfututus, exhaustus, voluptatibus marci-
dus (Sen) ; corpus marcet luxuriâ (Luc) ; s'essimer (ou sexismer) avec les
femmes, aurait dit Rabelais.

Le débauché passait du coureur de femmes, femellarius (T.L),
au libidinosus, tristis, tristus, impudicus, incestus (Cic) ; puis au fréquen-
teur de lieux de débauches, lastaurus (Suet), latebriola, ganeo, ganea-
rius, canabensis ; de là au fornicarius, fornicator. S'il devenait un prostitué, c'était le cillo (Sall), moechus, scortator, hircus (Plau) : l'ignoble était
le cinaedus (Pers. Cat), cinaedulus (Macr), et sellarius (T.L) s'il opérait sur les

bancs publics ; le feles ou emasculator était le corrupteur des enfants et filles. Ludificari (Tert) signifiait, abuser d'une femme.

La prostitution a ses quartiers favoris ; le plus célèbre à Rome est celui de Subura (Suburbana), où pululent les taberna et popina, tavernes, sentines, cabarets, etc, avec les Castra peregrina, casernes de troupes étrangères. Au Nord, se trouvait le temple d'Isis, avec ses jardins et bosquets. Les alentours des Cirques étaient des lieux propices. La prostitution s'envisageait sous les expressions : prostitutio, impudicitia (Pla. Tac), impudicitia, inruptæ nuptiæ (Cic); scortatio, scortatus, scortor, basse condition ; conciliatura veneris; meretricium. Se prostituer se disait : prostituare (vendre au premier venu) ; se indulgere ; prostare ; publicare corpus ; pervulgare (Cic); substernere pudicitiam (Suet) ; au contraire, prostituer quelqu'un, était : conciliare, lecinizari, meretricari, perductare, prariare, appariare. Lupari était : vivre de la prostitution.

Le proxénète portait les noms de : internuculus (Petr), pararius, perductor, amicarius (Dion), conciliator ; mais surtout : leno, lenunculus, lenullus, lenonius, maquereau, la femme maquerelle était la : proxeneta, lenonia, lena (lenata, femme qui a été prostituée), lenticula, sequestra (Stat); dipsas (or), serpent ; proseda, procax, prostitutrix ; toutes ces sagæ mulieres, étaient aussi des prostituées en action, ou retirées, comme la : meretrix, meretricula. Lecinizari signifiait : s'occuper de maquerellage, lenocinium, pour obtenir un courtage, proxenetium.

Le bordel était le lupanar (de lupa, louve, ou de lyma, ordure); c'est le titre qui prime ; puis vient celui de fornix (Suet), voûte dans les murs d'enceinte ; on disait aussi : lupatia, lupanarium. Les noms de caupona, canaba, taberna (estaminets), de ganea, propina (boutiques), étaient synonymes de maisons de prostitution, car les cabaretiers, barbiers, boulangers, charcutiers, hôteliers, étaient tous plus ou moins proxénètes. Le mot latrina, signifie à la fois, pissotière, bordel, maison de bains où la débauche était en permanence ; latrinarum antistes. Les lieux de débauche, latebrosa loca (Plaut), portaient encore des noms multiples : casarium, casatrium, casaurium (de casa, cabane); corruptela ; conciliabulum damni (Plaut) lenoniæ ædes ; proagogion (Suet); desidiabulum ; prostibulum ; præsepe, parc ; lustrum ; meritorium (F. Math); prædiscium, pour la pédérastie. Le populaire leur donnait des noms imagés : palestra, gymnase ; turturilla, turturella (Isid), lieu où l'on élève des tourterelles.

Parmi les prostituées, se distinguaient particulièrement les femmes entretenues par un ou plusieurs individus, bien que la loi défendît de recevoir de l'argent de deux amants à la fois : amica, domina, mœcha pellex, peau (plisso au M. A). Puis la culcitella, jeune esclave qui servait de coussin d'oreiller à son maître. Ensuite venaient les femmes de maisons: lupæ, louves; pornæ, cauponariæ, lupatriæ, fornicariæ, fornicatrices, casalidei; casorides, casoritæ. Les prostituées péripatéticiennes d'ordres divers, appelaient les clients par un geste spécial, digitulo caput scabere (gratter la tête avec le doigt), ou en faisant la figue: pousser le pouce entre le medius et l'index; d'où encore le nom de persuastrix donné à la prostituée. Toutes étaient quæsturiæ, trafiquantes de leur corps pour le gain, quæstus; toutes étaient: communices, publicæ, propulæ (les jeunes) prostitutæ. La scorta, opérait à son domicile; la proseda, assise devant sa porte attendait le passage du client, quelquefois sur son balcon, pergula. La circulatrix et la perigrina déambulaient: quœrens quem devoret. La nonaria (novaria) n'avait pas le droit de vagabonder avant la 9e heure; alicaria, elle se promenait devant les boutiques; amica pistorum (amie des boulangers) elle allait offrir ses services chez celles-ci; noctiluca ou noctuvigilia, elle circulait la nuit; semitarius mœchi (as) dans les ruelles; scrupeda (Plaut) chaussée avec des sabots; charybdes, allant de côté et d'autre; bustuaria, se tenant devant les statues et les monuments, dans les cimetières, avec les lupæ spurcæ (Mart), louves immondes. Celle qui se tenait debout devant les maisons, était la prostibula, prostibilis, prostibulum, prostubulum. Les méprisables se nommaient scrapta (Tib), scratia, scrattia, quadrantaria (coutant 4 Sous), servilicola sordida (Plau), blita, blitida, fa scorta (peau), scorta erratica, scortum (Cic. Plau), scortillum, scortulum, opérait sur les places, coins de rues, bois, etc; c'était pour la vile plèbe. On donnait aux prostituées de doux noms: anser, oie; capra, chèvre; lupa, louve; porna, truie; limax, limace; catapygon, à travers les fesses. Une laide prostituée était la miracula, une monstrueuse improbus. A Rome, il y avait aussi les ambulaiæ, ambubajæ, courtisanes syriaques de bas étage, jouant de la flûte, de la harpe, dansant la cordax (danse voluptueuse), faisant les mimes, soit au théâtre, soit au cabaret. Celles qui opéraient proprement pour leur compte, étaient les scortæ nobiliæ, vestitæ scortæ (élégantes), bonæ meretrices, et les étrangères prenaient le nom de libertinæ.

Les femmes épilées étaient surnommées stricti pellæ, strictivellæ (Plaut); l'opération se faisait quelquefois dans les thermæ, où les servantes baigneuses, aliptæ feminæ, les épileuses, picatrices, paratiltæ, opéraient à la vulcella (pince à épiler); ne se contentant pas toujours du métier, mais faisant les tribades ou titilleuses. Beaucoup de romaines ne craignaient d'ailleurs pas se livrer aux soins d'opérateurs mâles, tractatores.

D'après les Arabes, se raser le pubis, invite au coït ; la dépilation est un devoir à observer, en imitation du prophète qui l'a établie. En grec l'épilé est le ψιλωτος, à opposer au glabre ἄτριχος, le deglabratus latin. Les épilés se nomment : depilatus, depilis, expunctus, glaber (aussi mignon), lœvus (aussi le pédéraste), pumicatus (épilé à la ponce, débauché).

Revenons maintenant au fonctionnement des lupanars, et aux lois romaines sur la prostitution. Les maisons de prostitution ne devaient pas ouvrir avant la 9ᵉ heure ; elles étaient signalées par un pot de feu, et de vieilles et anciennes prostituées faisaient le raccroc des clients dans les environs, leur vantant les qualités des femmes qui se prostituaient. On entrait alors dans des maisons sales, étroites, éclairées par des lampes fumantes, où il se dégageait une odeur telle que le débauché en gardait la trace en sortant. Il y avait un couloir avec deux rangs de loges, celles, au fronton desquelles était inscrit le nom de l'occupante et le tarif de son travail ; on payait d'avance avant d'entrer dans le local. On y trouvait un lit (pavimentum, cubiculum, pulvinar) recouvert d'une couverture particulière, lodix, lodiculum, d'où le nom de lodices meretrices donné encore aux prostituées des lupanars ; la cellule était éclairée par une petite lampe, lucerna. Sitôt le client entré dans la cellule, on fermait la porte et l'on écrivait dessus, occupata ; lorsqu'elle était vide, elle était dite nuda. Vers le matin, on fermait et renvoyait les filles. Lorsque l'impératrice Messaline allait s'y prostituer sous le nom de Lycisca, elle ne quittait la loge que la dernière, à regret. « Et lassata viris, sed non satiata, recessit (Juv. VI. 127) ».

Le leno (ou la lœna) avait deux sortes de prostituées pour tenir l'office de la maison ; des femmes du dehors qui venaient louer une cellule moyennant redevance, et des esclaves lui appartenant, qui lui versaient une partie de leur recette (captura) tout en payant l'as pour la location de la cellule. Le moindre prix de la monte était d'un as ou 2 oboles, d'où le nom de diobolares meretrices (Fest), ou diobolaria scorta (Plaut) donné à ces malheureuses. Le leno avait son villicus puellarum, qui inscrivait les noms et prix des filles et leur fournissait leurs vêtements tout bariolés, leurs perruques blondes et leurs sandales rouges. D'ailleurs à l'intérieur du lupanar, elles étaient pour ainsi dire toutes nues afin d'attirer le choix du client. À la fin de l'acte, un esclave appelé aquariolus, présentait l'eau des ablutions, irrumata unda.

Comme les prostituées italiennes de nos jours, les romaines étaient très dévotes, et leur grande patronne était Junon, ce qui semble extraordinaire. Elles rendaient aussi hommage aux statues de Vénus, Marsyas,

Hermès, Pertunda, et Volupia, représentée sous la figure d'une jeune-fille foulant aux pieds la vertu, etc.

À Rome, l'homme avait le droit de mort sur sa femme adultère, mais il en usait rarement. Antonin (II° s.) n'autorisa le mari à poursuivre sa femme qu'autant que lui-même aurait gardé sa foi conjugale. La femme adultère (allant avec un homme marié) pouvait être emprisonnée et forcée de se livrer au premier venu, et à chaque cohabitation on faisait résonner une cloche, Théodose abolit cette loi. La plus grande peine contre la prostitution, était la marque d'infamie ; toute prostituée, tout proxénète subissait la mort civile, même après la cessation de métier ; on les privait de la jouissance de leurs biens, de la tutelle de leurs enfants, on les excluait des charges publiques, on ne recevait pas leur témoignage en justice. Cette loi était même appliquée au maître qui prostituait ses esclaves pour en tirer profit ; Marc-Aurèle fit mieux, il libéra les ancillæ livrées à la prostitution publique par leurs maîtres. N'étaient pas décrétées d'infamie, les amicæ, dominæ, entretenues par un amant.

Les prostituées étaient obligées de faire aux édiles, une déclaration de leur profession (licentia stupri), sous peine de bannissement ; elles étaient inscrites sur des registres spéciaux, et privées du droit d'aller en litière ; elles devaient se tenir dans des quartiers désignés. Il était interdit aux femmes, dont le père, l'aïeul ou le mari, étaient ou avaient fait partie de l'ordre des chevaliers, de se livrer à la prostitution, sous peine de relégation dans des îles lointaines. Caligula établit un impôt sur les prostituées, vectigal ex capturis, qu'Alexandre Sévère conserva, mais au lieu de faire entrer l'or lustral dans les coffres de l'État, il le destina à l'entretien des édifices publics. Les empereurs païens se livrèrent eux-mêmes aux pires débauches, et les empereurs chrétiens, malgré leurs diverses lois et leur bon vouloir ne purent y mettre un frein, à tel point que St Augustin disait : « Retranchez les femmes publiques du sein de la Société, la débauche la troublera par des désordres de tout genre. Les prostituées sont, dans une Cité, ce qu'est un cloaque dans un palais ; supprimez l'égout, le palais deviendra un lieu malpropre et infect. »

Dans les temps barbares, on trouve les mêmes vices. L'Église ne put supprimer les excès de la vie sexuelle ; si Théodoric essaya des peines afflictives pour essayer de réprimer la prostitution, les rois Francs ne firent rien. D'ailleurs à cette époque, le clergé lui-même, menait les mœurs les plus dissolues. Charlemagne, dont la cour était loin d'être

un modèle de vertu, essaya d'y remédier, mais il n'eut pas plus de
succès que son fils Louis le Débonnaire. Finalement la prostitution
devint une profession reconnue, autorisée et soumise à des règles; les
filles publiques formaient une corporation qui, tous les ans, célé-
brait la fête de sa patronne, Ste Madeleine, en une procession so-
lemnelle.

Les noms classiques et juridiques des lupanars, deviennent: bordeaux, clapiers, et ceux des tenanciers: maquereaux, maquerelles. Les uns
donnent comme ethymologie, le mot hébreu machar, qui signifie vendre;
d'autres disent que l'on a ajouté une m au latin aquariolus; d'autres
enfin le tirent de macarellus, mime bariolé des théâtres romains représentant le proxénète; l'origine est bien obscure.

Les grandes villes avaient leurs rues chaudes, avec leurs bordels, et dans
les villes libres, c'étaient les capitouls qui étaient les bénéficiaires indi-
rects de la prostitution; dans d'autres, les évêques. Les efforts de St Louis,
les règlements de police de Louis XIV et de Louis XV, la réglementation de
1791, celles de 1810 et suivantes, n'ont jamais eu le moindre effet sur la
diminution de la prostitution; il en sera de même de toutes les lois qui
pourront être promulguées.

Au M.A, la charnalité, luxure, se montre surtout dans la prostitution
clandestine, formina, pornia, putegium. Se prostituer se dit: prostibulare,
putancier (rom.). Le débauché est le: molles, puteu, putessier, putassier, fornicarius, arnaldus (souvent atteint d'arnaldia, probablement la syphilis),
rufian, ruffian, ruffien. Le maquerellage, poire de Lenoine et lecherie, se
nomme encore: abrciscep, aburyscep (Belgique). Les maquereaux et maquerelles sont: leni, lene, lenaria, lenonia, abracator, gamagogus, houlier,
macarellus, macarella, maquerel, maquerelle (1350). maquerella, macquereau;
fresca, prostitutria, ludices sagos, gadales, gamagoga pour les femmes. Les
verbes: lenare, lenocinari, lenire, disent: pratiquer le maquerellage.

En moyen latin, nous trouvons encore pour les prostituées, les noms de:
falhita mulier, fatue muliers; femina peccati (1386) qui devient femme de
péchié (1459); femina vite (1376) qui donne: femme de joye (1405), fille de vie (1409),
fillette (1415); lupa, mancipa, manceba; meraria, meritoria, de meretrix;
mulier levis, femme légère; mulier vana (vaine); obotaria muliers; Magda-
lena pecceris; prostartes. Ensuite viennent: pannamesse (vetue de haillons),
femmes de mestier (1396), publiques, communes; sodaria, rufiana, roussecaigne
(1456); puta. d'où: pute, putayne, puste, putain (dès 1119).

Les maisons de prostitution gardent des noms latins: lupanaria, lupatria,
qui donnent: lupal, lupercus, lupercal; manuebria, meritoria, taberna, pornium

nost-butum, prostibulum, tugulorium, effementarium ; puis bordelum (cabaret), burdellum, bordello, bordel (maison en bordure). En vieux français : bordiau, bourdeau, bourdiau (d'où : femme bordelière) ; chapier, clapier, glapier, clapoire (tannière à lapins) ; curatrie ; échevinage ; gaalise ; haras ; maison chaude ; huleu, hola, houle, houlerie ; garouillage, garoulage, varouillage (d'où l'argot : vadrouille) ; lechois ; puterie (1617) ; fillerie ; venderie de poupées ; boucan. Quelquefois on disait : aller à l'abbaye, et on appelait la tenancière, la mère abbesse.

Le débauché était le : glotorin (1400), communé, ruffian, ruffien. En roman : escuissar, fornicadre, rofian (aussi le maquereau), rafetier, alcast, alcavot. La débauche était la leconia, et la prostitution : putage, putea, putaria ; le souteneur : basclos. Enfin le terme maquereau, avec toutes ses variantes : maqueriau, etc. Faire la débauche ou se prostituer se disait : putear, luxuriar, faire cul-bas, jouer du manicordon, courir l'esquillette, jouer du luc renversé, martiner (Rabel : comme à la S⁺ Martin), courir le garou, garouage : maquerellage). La tenancière était la : macrelle, maquerette, maquerielle, materielle, bielle, charroieresse, chanoinesse, dariolette, sentinelle d'amour, faisant la maquerellie.

Les noms donnés aux prostituées sont très-nombreux, je vais signaler les principaux : acoupie, aussellas putas (rom), avolée (coureuse), baude (femelle du baudet), braydonne, catin, cantonière, chalande (1404), croquenelle, cuceille, drouine, esgaldine (J. d. Bellay), feme, femme du monde, galleresse, galleresse, galie, galière, gallière, galloise (adonnée à la gale : plaisir), garçonnière, gaupe, gope ; gore, gourre, gaure, waure (truie) ; hoquine, ficheuse, folieuse (1380), follieuse ; fornicateresse, fornicereste, fornicaste ; fourbisseresse ; garce, garse, garsailles (en troupe) ; gouine, godine, gordine, gourdine ; guenippe ; harrebane ; holière, houlière (aussi maquerelle) ; Jehannette ; louve ; malegoutte (1385, malpropre) ; masque ; mastine ; miautris, mautris, maintris, matrix, meretris, meretrices, femme menestral (de même origine latine) ; mille (1596) ; meschinette ; musarde ; ordure ; pairçonnière (commune à plusieurs) ; présentière ; presteresse ; paillarde ; ribaude ; souldoyère (qui travaille pour solde), en roman : soudadeira, soudadera, aussi : sourdite, surdite ; salebrais (1750) ; vesse ; villotière et vilotière, etc.

Dans la prostitution, les individus recherchaient le plus souvent le τρόπος, les figuræ veneris illegitimæ, obscena venus, que le coït normal, c'était le désir des plaisirs contre-nature πασχητισμός ; monstruosæ libidine, incursare fœminas. Cette recherche était due souvent à un état pathologique ou mental de l'individu, et les anciens considéraient certains pédérastes, et certaines lesbiennes ayant la φυγαρσενια (aversion pour le mâle), comme des malades ; ils les distinguaient des débauchés. De même ces misogynes et androphobes, ont été considérés par les modernes, comme des cas pathologiques, et étudiés sous le nom d'invertis.

*

La masturbation est le premier et naturel écart qui éclot chez le jeune homme et la jeune fille ; elle est solitaire ou duale. C'était le δεφοειν (frapper avec la main), le χλειτοριζειν (clitoriaser, chez les femmes). On donnait aux jeunes gens des mignons qui leur rendaient ce service (ou se faisaient pédéraster), afin de les garer trop tôt du commerce des femmes ; c'était l'amicus (mignon) ; les filles avaient l'amica. La masturbation se disait : masturbatio (Inscrip.), mastupratio, manu stupratio, amica manus (main gauche), fututrix manus ; pellea (main masturbatrice) ; gaudia fœda. Le masturbateur se nommait : mascarpio (Petr), masturbator (Mart. C. Aur). Masturber s'exprimait : masturbari, mastrupari, præputiare, feminare, fricetur, præputietur, ducere præputium, depsere, condepsere, tractare (traire), glubere (enlever l'écorce), deglubere, lorsque c'était une femme qui agissait sur un vieillard. En vieux-français on disait : bransler, croler. Il faut aussi signaler le χαταβαχυλιζειν, onania postica, qui était la masturbation anale avec le doigt.

La masturbation conjugale, rentrait dans les moyens d'amener le plaisir, ou préparer, ce qui, d'après les Anciens, était nécessaire pour amener la conception. Comme preuve, nous allons citer une consultation de Ferrari, professeur à Pavie, au XVe siècle, pour combattre la stérilité de la marquise Catherine Malespina. « Et tunc incipiant verbis delectatibus et gratis, et tactibus mamillarum et partium inferiorum, ut uterque eorum ita disponatur ut, si possibile sit, fiat eadem hora concursus seminis utriusque, et ut clarius intelligatur fiat adhesio cum muliere usque dum videatur esse desiderans, quod cognoscetur ex immutatione coloris oculorum ad rubedinem et locutione quasi videatur balbutire, et anhelitus notabiliter elevetur semper pertractando parte, maxime que jacet inter annulum et vulvam nam locus ille est delectabilis locus. Et quum jam cognovit desiderium ejus, tunc ascendat super mulierem et exerceant ad complementum, et postquam compleverint adhuc adhæreat vir mulieri per tempus iterum et tandem amoveatur quiete ab ea ipsa semper tenente coxas elevatas et strictas per horas duas, non tantum descendat nisi prius perceperit corrugationem matricis circa membrum viri et succionem quasi seminis, quo actu completo quiescat mulier in lecto per tres dies.... »

*

La tribadie ou le tribadisme ; lesbisme, lesbiasisme, saphisme en souvenir des femmes de Lesbos atteintes de ce vice, ainsi que la poétesse Sapho, est une reminiscence des turpitudes de Gomorrhe. Elle a pour cause, soit une anomalie mentale, chez des femmes androphobes, soit le vice. Quelquefois il ne s'agit que de masturbation duale entre femmes ; d'autrefois c'est une friction mutuelle, cunnus contre cunnus ; certaines femmes qui ont la caudation, κερκωσις, allongement anormal du clitoris, remplissent le rôle du mâle. Le tribadisme se complique aussi du cunnilingus que nous étudierons plus loin. Les complices de l'acte se nomment amicæ, amiculæ. Dans les établissements balnéaires, les aliptæ feminæ étaient souvent des tribades. Τριβας (tribade) vient de τριβομαι (frotter) ; chez les latins tribas, ou lesbii. De tribabus, tanquam in venere superpositis. Λεσβας passe au λειχω (lécher) soit cunnum lingere. Dans l'acte, il y avait une active : frictrix, fututrix, confricatrix, mascula, et une passive : subigatrix ; quelquefois toutes deux : clitoride abutebantur inter se lesbiæ saphicæque mulieres ; faisant le coxa pudens ou le cunni gemini (con double). Dans les Priapées, la lesbienne la plus vile se nomme labdace ; labda est aussi la fellatrice (var aus.). En vieux français, c'est la frieresse (1348) ; l'acte se nommait : friguarelle, fricarelle, don con donne (Brantôme), entrefrottement.

*

Le fellatorisme est le coït buccal. Fellare : penem in os arrigere est irrumare ; c'est le métier du fellator (suceur) ou de la fellatrix : is qui vel labris vel lingua perfricandi atque erxugendi officium peni præstat. Fellare viendrait de φηλαν, dérivé de θηλαν, θηλαζειν (sucer le sein), ou de φελλω, limer, rendre dur. Les Grecs disaient : λεσβιαζειν, λεσβιειν (des mœurs de Lesbos) ; κιλικιζειν (mœurs de Cilicie et Palestine ; αιγυπτιαζειν (mœurs d'Égypte) κρητιζειν (mœurs de Crète). Pour Hippocrate, le fellateur est : στομαργος (de στομαργος, στομαργος, érotique furieux). Les termes : μυριοχωνη, μυοχανη désignent ceux qui respirent bruyamment par le nez, en sucant ; aussi χασκουσης, στοματουργός est celui qui travaille de la bouche. Les souffleurs par le nez : ρινοκολουρος, ρινωλουρος. L'irrumator romain, est l'analogue du σαρακος, σαρακος, συρακος. La fellation se disait : ρινωλουεις, le fellator κασδοκορας. En latin le fellator avait encore les surnoms de corvus (corbeau) et linctor ; la fellatrice, celui de mœcha lingua. On élevait des jeunes garçons et filles à ce genre de travail, irrumatio, auquel ils se livraient spécialement toute leur existence de prostitués, et gagnaient des maladies et des types que nous signalerons plus loin.

Consommer l'acte se disait : fellare ; fellicare (Mart) ; buccam effendere (Var) ; aquam sumere (on se lavait la bouche après) ; irrumare (introduire dans la bouche), était fréquemment employé, avec les synonymes: edere, exedere, comedere, vorare (Cat. Mart), manger ; puis les termes signifiant lécher, déguster : ligurare, ligurire, lambere, lingere, abligurire. Enfin divers : caput demittere, caput præbere, capiti illudere, limare caput, os præbere, ore morigerari, summa petere, altiora tangere, comprimere linguam. On disait : εἰνολειν ουραν ou penem pro fistula canere, prendre le pénis pour une flûte. L'action se disait encore : capitalis luxus, os incestum (bouche impure); lingua fututrix (aussi le cunnilingus); lingua mala, homo malæ linguæ, termes s'appliquant aussi aux deux actions, et aux acteurs et actrices.

Le cunnilingus se pratique sur les femmes : qui opus peragit linguam arigendo in cunnum eumque lambit. C'est le morbus phœniceus (du lieu de son origine), opicus magister. C'est le σκυλαξ des Grecs (comme coutume des chiens), le κυναμεια, σχῆμα αφροδισιακον (Hesychius); ῥοδοδακρη, feuille de rose. Faire l'acte se disait : λειχαζειν (lécher), φοινικιζειν (faire le phénicien). Et l'homme qui se livrait à cet acte, était appelé αισχουργος, κυναλωπαξ; en latin, linctor, fututor, fututrix, lingua fututrix. Les plus dépravés commettaient l'acte sur des femmes en période menstruelle, on les appelait mangeurs de sang ou d'excréments. Les femmes qui le pratiquaient sur d'autres, se promenaient avec de petits chiens dressés aussi à ce service ; on les nommait : suburanæ canes, subura vigilax. Le vieux français indiquait tout sous ces expressions: lecherie, lescherie, vilté, scurrilitas; lecator, lichard, liquastor, leccator, lécharesse, lecherelle.

Outre la syphilis qui se communiquait par tous ces actes, et que ne connaissaient pas les anciens comme entité, on trouvait des maux divers confondus avec ses localisations. Des perforations palatines avec lésions du nez, chez les εἰνοκουλουροι (Erasistrate) ; des ulcères et maladies de bouche, στομαργια ; des déformations de la bouche, la pâleur des lèvres et de la face; un ronflement nasal spécial ; le nez plié ou courbé sur la bouche (simitas); la raucicité de la voix ; l'écartement des orteils σκελακος, par suite de la position à genoux des fellator ; la mentagre (syphilis de la face); la mauvaise odeur de la bouche ; des douleurs de la bouche et de la langue ; des contractions des mâchoires ; des douleurs au palais et dans la gorge ; des ulcères à la luette, des maux de gorge et angines chroniques, indigna fauces ; des lèpres λευκη, φοινικη, χθινικη, pustulæ lucentes (formes de la syphilis); des lésions des organes génitaux : tumores Syrii, furores Berecynthios (γλαια ουρααα) ; des cicatrices hideuses, (fœda cicatrix), étaient l'apanage de tous ces vicieux, que nous décrivent les poètes et satyriques.

*

La pédérastie était le crime de Sodome, chez les Juifs, qui nommaient leurs pédérastes, Kadesch ; de là le nom de Sodomie, donné à ce vice, par les pères de l'Église et qui fut commun au M.A, mais que les modernes ont réservé à un autre genre de lubricité, la fornication avec les animaux.

Chez les Anciens, l'inverti était considéré comme un malade, et Hippocrate décrit ce genre de maladie, νόσος θήλεια, comme fréquent chez les Scythes ; les individus atteints sont εναρεας, ce n'était pas un crime, une tare ; à l'acte seul du débauché était imputée la tare d'infamie, d'impudicité. D'après certains auteurs, la pédérastie serait originaire d'Asie, comme le lesbisme ; les hommes ayant eu leurs membres flasques, par suite des excès, les femmes se contentèrent entre elles, et celles-ci ayant les parties relachées et le constrictor cunni forcé, les hommes vigoureux recherchèrent le sphincter ani plus resserré. Saint Paul, dans son Épître aux Romains dit : Leurs cœurs étant plein de désirs, Dieu les abandonna à l'impudicité afin que leurs corps fussent déshonorés. De même que les femmes changèrent en plaisirs contre nature la jouissance naturelle, de même les hommes, renonçant à la cohabitation avec la femme, convoitèrent les individus de leur sexe et firent avec eux des choses honteuses.

Le coït anal s'exerçait sur les enfants, garçons et filles, sur les hommes, sur les femmes. Catulle se plaignait de ce que sa femme ne voulait pas lui laisser exercer cet intermède. Dans l'acte, il y a un passif qui subit, et un actif qui agit, d'où les noms divers donnés aux individus suivant leur rôle ; mais beaucoup de prostitués jouaient successivement les deux rôles.

La pédérastie : Venus aversa, perversa (aus), postversa, παιδεραστία, παιδοφορία, ne se distingue pas de la παιδοφιλία ou φιλοπαιδία, comme ont voulu le faire croire certains allemands, prétendant que cette dernière était un amour pur, dit platonique, pour les beaux et jeunes garçons ; mais l'amour platonique ne s'oppose pas à l'amour socratique, c'est le même, et la preuve, c'est que les latins donnaient déjà l'épithète Socraticus, à la pédérastie sur jeunes enfants. c'est l'alabnath des Arabes.

En Grèce, la pédérastie portait encore les noms de : παροινων (lui), κρῆτα, vice de Crète ; ἑλληνικον τροπον ; πραξις (aussi coït) ; κιναιδεια, κιναιδια ; χασις, χασις ; αφροδιτη μη παρουσης ; πραγμα ; ερως χωρις αφροδιτης. Commettre la pédérastie se disait : χαλκιδιζειν, comme à Chalcis ; χιαζειν, comme à Chios ; σιφνιαζειν, comme à Siphnos. Le pédéraste se nommait en général, παιδεραστης ου παιδεραστος, παιδοφιλος, παιδοφιλης, φιλοπαις, παιδορθορος (qui corrompt les jeunes garçons), lorsqu'il exerçait sur les enfants. Lorsqu'il agissait sur

sur les adultes, on le nommait : ἀνδρομανής, κακαπυγον, πυγιος, celui qui tend le derrière, pour le passif ; αγεως ; χαλαος, et ai surtout : κιναιδιαιο, κιναιδος, μαλθακος (C. Aur), il pratiquait la ἀρσενομιξια, commerce avec les mâles. Le pédéraste passif, γυναικος, semblable à une femme, était aussi synonyme d'efféminé : ἁπαλός, μαλακός, μισχανής, μυσχανής, μυσο-χανή ; ὑβρις (hybride) était aussi synonyme de pédéraste. Il y avait aussi des noms caractéristiques, σφιγκτηρ, σφιγκτος, spintria, sphintria, sphincter. Le mignon enfant s'appelait παιδικος ou καλλακιον, petite concubine.

On élevait l'enfant, praedagogium (Plaut) pour la pédérastie, et on nommait : potus ; puer meritorius, l'enfant qui était vendu à cet usage. C'était aussi le mignon : catamitus, catamitis, pusio, gito, sellarius (Veg : qui sert de selle) ; concubinus, succuba. Le puerarius, praedicator, pulliprema (Aus) opérait sur les enfants.

Le cinaedus, était un prostitué, danseur, mime, etc, qui pouvait être actif ou passif suivant les mœurs de son client. Dans les établissements de bains, se trouvaient les drauci (Mart), fortement membrulés, qui contentaient les invertis ; le moecho-cinaedus opérait avec les hommes mariés. Les cinèdes, comme signe de reconnaissance, fermaient tous les doigts et mettaient le pouce en érection, ce que les grecs appelaient σκυμαλιξειν, ils rasaient leurs poils génitaux et anaux et épilaient leurs aisselles. Le pédéraste actif se désignait : allex viri, catadactylicus ; fossor (Aus) qui creuse ; phylopygista (Veg) qui aime les fesses ; morbus ; piena (aussi fellator). Le passif se nommait : admissarius (Sen) ; commaritus ; culex ; incubitatus ; inclinatus ; succubus ; effe-minatus ; morbosus ; scarabeus ; passivus ; patientus et surtout pathicus (pathica, la femme). Il remplissait l'office de femme : opus muliebre ; muliebra pati ; mulierare.

Commettre activement l'acte, se disait : praedicare, adolescentiari, ambu-lare in masculos, adversus jacere (concubanti tergum vertere), caedere, destituere nudum, dividere, praecidere, feminare, scindere, suppedere, testiculare, cloa-care inguinare (Gloss. Lat), chalcidissare (comme à Chalcis) ; puis les expressions de faire courber l'individu : inclinare, incurvare ; celles de forage : percidere, inforare, perforare, fodere, fossare, excavare ; hesternae occurere coenas (boucher le repas de la veille) ; devirare (M.L.). Subir l'action se disait : subare, su-bire, excavari, fossari, fodiri, patiri, praedicari, conquiniscere, occuiniscere (Non). A la fin de l'acte, l'actif se retirait : smerdaleus, merdaceus.

Au M.A, la pédérastie est le : delictum spinae dorsi, castratione (loi Visig.), oubliata, falsitas masculorum, peccatum indicibile. Le pédéraste : arsenoquita, emasculator, en activité ; deviratus en passivité. C'est le péché discordoni (1456), péchié du monde (1377), péché de Sodome (1479), sodomita (rom), sodomirie (1313), sodomye ; voye pute (1494), vauspute (1496), vauspute : fot ou fout en cul (1269) ; bougrie, bougrerie, bouguerie, bouguerrie, bogrerie, broguerrie ; cambiseries ; plagia ; prederastie (1580) ; entomar (rom). Les pédérastes sont les : pecorantes, crites bogre, bol, bolgre, bouga, bougre, bougeron, bougiron, borgeron, bougueron ; jazedor (rom) ; sodomiste, sodomit, soldomite, sedomite, pédéraste (1584). Pédéraster se dit : bougeronner, bardachiser (1531). (bardache, bredache, bredaiche signifie mignon) ; corbar, curvar (rom) ; corba ill be soven l'esquina — il le sodomise souvent ; prescher des estrons à la ligne.

Les maladies inhérentes à la pédérastie étaient ; pour l'actif : le πρι-πωσις, appelé aussi satyriasis parcequ'il provoque l'érection continue ; les σῦκος, συκῶσις, condylomes, verrues, ulcères, chou-fleurs, etc, allant aussi au passif avec le relâchement du sphincter (au M.A on disait il est escou-pionné, il a le croupion rompu) ; les fissures anales κλαζομεναι, cla-zomènes ; les ulcères, les fics, σῦκον, ficus, fig (M.L), figueuses excroissances (1605), ficosa infirmitas, fig. fic. viscosus, fic de St Fiacre ; les thyms ; les fendilleures (Guy). etc. Le pathicus se reconnaissait à sa voix rauque, criarde, éraillée, à un souffle particulier (car il était aussi fellateur) ; à sa démarche spéciale : fesses écartées, corps penché en avant, un peu courbé ; à ses allures efféminées et à ses vêtements. Au point de vue pathognomonique médical, l'anus est profondément enfoncé entre les fesses.

*

Les anciens croyaient que le coït entre hommes et femelles animales, entre femmes et bêtes, pouvait donner lieu à des monstres, d'où les fables de Minotaures, Sylvains, Aegipans, Sphynx, Centaures, Satyres, etc. On disait la Sodomie issue d'Égypte et d'Asie. Les bergers isolés se satisfaisaient avec les chèvres, les vaches, les juments, les truies ; les femmes avec les singes, les chiens, les ânes, même des anguilles et des serpents, ce qui amenait des traumatismes et des maladies. La sodomie était fréquente chez les Arabes, et Rhazès raconte cette anecdote : « Un homme de la campagne, vient réclamer à grands cris, au médecin arabe (Yahya), disant qu'il allait mourir de douleur. Qu'as-tu lui demanda le vizir ? — J'ai la verge (zeb) enflammée et gonflée et je ne puis dormir — Le vizir fit chercher une pierre lisse, lui fit placer l'organe malade pardessus, et appuyant avec la main, en fit sortir du pus, et au milieu un grain d'orge — tu es un homme dépravé — dit-il — tu as abusé de ta monture et tu as rencontré un grain d'orge qui t'est resté dans la verge et que voilà — Va-t-en, tu es guéri ! — Le rustre avoua le fait. »

La Sodomie était fréquente chez les pâtres romains, c'est signalé par

Virgile et Plutarque. On a trouvé à Herculanum, une superbe marbre de Paros artistement fait, représentant l'accouplement d'un satyre et d'une chèvre.

*

Les maladies d'origine génitale, pondus genitalium, datent de la plus haute antiquité, probablement amenées par une mauvaise hygiène sexuelle, c'est pourquoi les premiers législateurs religieux, Manou, Zoroastre, Moïse, Mahomet, etc, édictèrent des lois en cette matière. La maladie vénérienne est le morbus indecens de Martial, et c'est Jacques de Béthencourt (1527) qui a créé l'expression morbus venereus. En grec λεπρόομαι est presque synonyme avec attraper une maladie vénérienne, qui fut le mal joyeux du M.A. Cependant, bien que la lecture des auteurs anciens nous dévoile toutes les maladies vénériennes actuellement connues, avec confusion, les vieux médecins ne leur attribuaient pas toujours cette origine, ils les confondaient avec les diverses maladies cutanées ou générales et méconnaissaient souvent la contagion. Une des causes est que de tous temps, même le plus impudique essayait de tromper celui qu'il consultait, sur l'origine de ses maux, ou plutôt par ce qu'il allait voir des empiriques, ou s'adressait directement aux dieux pour obtenir la guérison; dans les ruines des temples, on a trouvé de nombreux ex-voto génitaux qui affirment le fait. Cette coutume de ne pas aller trouver son médecin habituel, pour le consulter sur ces maux, persiste de nos jours; ce sont les pharmaciens et les charlatans qui reçoivent les premières confidences, ce qui est néfaste pour le patient. Le public s'en console, en donnant des expressions diverses à ces coups de patte de Vénus (ou Cypris). Au M.A. on disait: il est plombé, poivré, guimplé, surpris de justice; il a passé par les piecques, c'est un patient de St Côme; il est en mue; il est pigne (1411). c.à.d il a mal au pénil; il est aroignous; en Angleterre on disait: il a été mordu par une oie (prostituée) de Winchester. Puis viennent les expressions: venereus, vénéré, vénérieux; engarbarde (contaminé); enfait, enfaiz (infecté); entéchié, entoichié, entachez (de entecheure, contagion); antiphthoné; l'infecté d'ulcères (poacrise) s'appelait: poacré (1608), poacros. Le gonorute est celui qui a la blennorrhagie. Le roigneux, roignous, est aussi bien le galeux que le syphilitique, car on confond les deux maladies sous les noms de: rongne, rogne, roisne, roffée.

Les maladies vénériennes sont signalées en Chine dès le temps de Hoang-Ti (2630 av.J.C); en Assyrie de l'époque d'Assurbanipal (667.624 av J.C); dans l'Inde, c'est le dieu Siva (Çiva) qui contracte la syphilis; en Orient c'est

Priape fils de Bacchus qui en est atteint ; la 6ᵉ plaie d'Égypte n'en est qu'une extension ; chez les Juifs c'est la punition de ceux qui ont sacrifié à Baal Peor, sans compter la blennorhagie et la lèpre syphilitique, contre laquelle Moïse décrète des lois draconniennes.

S'il est une idée qui est restée bien ancrée dans le public, et même chez beaucoup de médecins, c'est que la syphilis est originaire d'Amérique et a été apportée en Europe par les compagnons de Christophe Colomb. Or cette maladie est aussi vieille que les premières civilisations, et elle a sévi à toute époque, nous le verrons en suivant son histoire. Les preuves palpables sont les ossements préhistoriques qui présentent des lésions syphilitiques, depuis ceux de Solutré, jusqu'aux momies des Pharaons, et aux os des vieux Mexicains et Péruviens. Broca, en a trouvé (ce qui est à noter) en grand nombre, dans les crânes déterrés dans les cimetières lépreux du M.A., et Lancereaux sur ceux des catacombes de Paris.

Les maladies vénériennes spéciales aux femmes, de par la nature de leurs organes, sont lieu de moins de remarques anciennes. C'est cependant elles que Martial englobait sous le nom : d'indecens morbus. Au M.A. la femme qui avait, comme le signalent les poètes latins, un large hiatus (par suite de coïts violents avec des individus pourvus de monstruosités), s'appelait : oberos, hoveriss, curtis ruptura, rupture de la brèche.

Hippocrate parle d'un écoulement blanc - jaunâtre, qui brûle lorsque la femme urine ; mais les vaginites sont confondues avec les divers écoulements : fluxus alvus, flos, fluor albus, fluores, flueurs blanches, fleurs blanches, cluvies (Pechlin). Le fluxus muliebris peut être du même ordre, mais plutôt la ménorrhagie causée par diverses maladies, fluxio vulvæ, rhus, etc. La matrice peut être lésée, mais comme ce terme signifie aussi bien utérus que toutes les parties naturelles, matricis vexatio (C. Aur) peut aussi bien signifier vaginite que métrite. Au M.A. c'est : obscuratio, obscuration, marris. Les tumeurs des parties féminines extérieures ont quelquefois un nom spécial : esthiomenos, scleroma, timsa, incarnatio (carnosæ molis in vulva productio). Quelle est cette furette, que Brantôme signale comme maladie des filles ! Pour toutes les autres lésions, elles sont communes aux hommes et aux femmes, lorsqu'elles n'envisagent pas la nature de l'organe. Les poux du pubis, morpions, étaient bien connus sous les noms de : plactulæ, petolæ, pessolatæ, piattones, morpiones, morpoins.

- La plus fréquente des maladies vénériennes est la blennorhagie, blennorhagia,

... vue par Swediaur, 1784). Chez les Juifs (Lev. ch.?), dans Hippocrate, Celse, Galien, etc, on parle d'écoulements de semence; en effet, le pus blennorrhagique n'est pas considéré comme du pus, mais comme un sperme abondant et malade; d'où le terme γονόρρεα, gonorrhea, gonorria (1430), gonorrhée; tandis que blennorrhagie signifie écoulement de mucus, comme βλεννόρροια, blennorrhée. C'est le pie-tcho, qu'Hoang-Ti attribuait à la putréfaction que subissait dans le vagin des femmes publiques, le sperme d'origine multiple qui y était déposé. On lui a aussi donné les noms de: profluvium seminis, fluxus, mucosum urethrae, catarrhus urethralis, phallorrhea, passio, inflatio, foetiditas, rheumatizio, stranguria; calefactio, incendium virgae, d'où d'origine anglaise: arsure, burning; c'est l'ardor urinae d'Haly-Abbas, ou alhadiuth, aludi (arabe). En vieux français: échauffaison, chalde-pisse, chade-pisse, chaulde pisse, pisse chaulde, chaud de lance, écoulement, coulante. On l'a cependant toujours séparée des écoulements de sperme produits par songes, rétention, faiblesse des vésicules séminales. Nous mentionnerons incidemment, le λυσουρίς, curus, strangulator, qui, pour les anciens, était une maladie produite par la rétention du sperme. A signaler que l'arsura (Flandre 1088), arseure (1379), arsure, est probablement une épidémie mixte de blennorrhagie & de syphilis, ainsi que le chaut mal, mal chault (Auvergne - 1459).

La gonorrhée, pour les anciens, était surtout une maladie générale provenant non de contagion, mais d'excès vénériens, et ils en attribuaient la cause à une affection de la moelle épinière. Rhazès (lib X. cap 3) signale les rétrécissements suites de la blennorrhagie, qu'Avicenne (lib III c.22) attribue à des ulcères intérieurs de l'urèthre. C'est Cockburn (1757) qui prouva que ce n'est pas de la semence, mais du pus qui s'écoule de la verge. La maladie, avec la chancrelle, au M.A, faisaient partie du syndrome vérole. Fernel avait cependant dit que la syphilis ne se produit pas toujours à sa suite; Boerhaave le répéta (1728). Astruc hésita (1743); mais ce sont surtout Favre, Balfour (1767), etc, qui en firent une maladie spéciale, jusqu'à ce que la preuve en fut donnée, par les expériences d'inoculation, par Ricord (1838), Rollet (1853). Pierre V. Forest (1597), Musgrave (1703), Baglivi (1704), Tode (1774), Swediaur (1781) ont signalé la coïncidence du rhumatisme et de la blennorrhagie; ce dernier décrivit aussi la blennorrhagie conjonctivale, bien étudiée par St Yves, 1822.

*

Une affection qui peut se produire dans le coït normal, est le paraphimosis, chez les individus qui ont le prépuce étroit. περιφιμος rétrécissent du prépuce, φιμός, φίμωσις. Le prépuce fortement re ...

... muière du gland, forme un anneau constricteur qui se réduit difficilement et amène l'œdème et quelquefois la grangrène ; c'est le scapulation des Latins ; pour peu que l'affaire soit compliquée d'infection inflammatoire ou ulcéreuse, la question peut devenir grave. Les grecs appelaient λειπόδερμοι ceux qui étaient atteints de cette infirmité ; en latin : lipodermi, appellas, recutios, phimos, phimosis. Le mécanisme se produisait encore plus facilement chez les pédérastes actifs, et là se compliquait d'ulcères, suintements, végitations et chancres divers. On désignait sous le nom de crystallina, l'œdème du prépuce, mais pour d'autres auteurs, ce mot représentait des vésicules transparentes se produisant sur les organes génitaux ou autour de l'anus chez des pédérastes passifs ; Guillaumet dans la première moitié du 17ᵉ siècle, prend le terme de cristallina comme synonyme d'affection vénérienne en général ; pour d'autres c'est la blennorrhagie anale ; pour de Cézan (1774) les cristalins sont des vésicules transparentes anales. Les anciens devaient aussi connaître un traumatisme assez rare, la rupture des corps caverneux dite fracture de la verge, se produisant dans un rut violent sur une femme dont le constrictor cunni est ferme et contractable, ou lorsque la femme cavalant l'homme, il se produit un faux mouvement. Comme traitement ils avaient le σωληνάριον, gouttière pour le pénis.

Nous distinguons aujourd'hui, une autre maladie vénérienne, locale, spéciale, la chancrelle, dont l'élément caractéristique est le chancre mou. Dans l'antiquité, diverses végitations suppurantes et ulcérées, le vrai cancer, le chancre mou, le chancre syphilitique, etc, étaient englobés sous ce terme commun de chancre, καρκίνος, καρκίνωμα, cancer, carcinoma. Hippocrate les divisait en chancres à surface, ou ἀπόκαθοι, et en chancres cachés, κρύπται. De là sont venus les mots : cancros, cancre, cranche, cranke, crancre, cranque, achancries (Mond.), arinche ; caroli, caries pudendum ; écrevisse de mer : Tavarina, javart (1448) sont d'autres termes ; le maulubet (Joub.) est le chancre ulcéré.

Il en a été de même pour les adénites, dont les inguinales sont les plus fréquentes ; bien que le βουβών de la peste fut assez pathognomonique, on a vu, même de nos jours, des bubons vénériens pris pour des pestes locales. Toute plaie de voisinage, ou même éloignée pouvant provoquer une adénite simple, il n'était pas toujours facile aux anciens de la discerner d'une vénérienne. C'est Schaardschmidt (1750) qui a le premier séparé les bubons en idiopathiques et sympathiques. Hippocrate a signalé les bubons de l'aine après des ulcérations des organes génitaux, et Galien eux-mêmes βουρα lorsqu'ils suppurent. En grec, le bubon s'appelle quelquefois, mais rarement, λοιμός (peste), et il est alors symptomatique. Les latins l'appellent bubon, les arabistes : atanadum, carnata. Au M·A : boubon, chœras, cambuca, panochia, codos celloe et turcones (Fallope), sont les termes scientifiques. En vieux français : buba, bubeta, boga, boghas, bosse, boce, angonage (Rab), enfin le terme vulgaire : poulain, avec correspondants en arabiste : althuin, barachien. Les termes correspondants à la localisation inguinale : anguinalia, angi (Fallope), argonaille, anguenne, angonne, inguinaille, anguinaire (maladie), anghio. A citer encore : bouceel, bubeta, bubette, bubone (Mond), ominada, ominade (1519), mal volage, goutte en l'aine.

Les excroissances et végétations diverses ou syphilitiques, condylômes, verrues, chou-fleurs, etc, étaient confondues sur le même plan. Les fics, σῦρα (Aët), ficus, dont nous avons parlé ; les thyms θύμιον, θύμοι (P. Eg), thylées, acrothysmium (Cels), ficosa infirmitas (M·L) ; ἐξοχή, condyloma (Cels), exochas, condoloma (M·A), morum (arab), atrices (Valescus), verticulum ani (M·A Ser), marisca, gumma, subissent la même règle. De même les fissures et rhagades diverses : ῥαγάς, ῥῶξις, rhagas, rimæ sedis, fissæ (Pli) qui font au M·A ragadie, ragedia, raye, ragamia (ar) ; accompagnées de ténesme, on les nomme tignesmus, tincsmus.

*

Malgré tout ce qu'on a dit, il est assez facile, dans les descriptions anciennes, de reconnaître la syphilis, bien que la contagiosité soit souvent passée sous silence, ou la succession avec un coït douteux. C'est généralement par les éruptions squameuses, ulcéreuses, gangréneuses, serpigineuses, avec malaise général, perte des cheveux, etc, et possibilité de guérison, que l'on établit le diagnostic. C'est pourquoi il est patent, qu'une grande partie des lèpres antiques concernaient la syphilis. En effet, de ce que nous savons de la lèpre, elle est incurable, à marche lente, non contagieuse ou très-peu, ne se produisant qu'à très-longue échéance ; cela ne cadre pas avec la plupart des descriptions anciennes ; aussi déjà en 1701, Vercelloni disait : Quand je parcours les livres des Anciens sur la lèpre, il me semble que je lis des traités de vérole.

Le nom de syphilis, a été donné par Fracastor (1530) à la maladie qui portait le nom de maladie inguinale dès 542, lues inguinaria, et qui devint lues venerea, ou simplement lues ; le terme syphilis ne fut repris que fin 18e siècle ; et celui qui prédomina fut celui de : vérole, verolle, vairole, variole, grosse variole (opposée à la petite, notre variole), grosse veyrolle (1573).

Dans l'Inde, nous voyons le dieu Çiva, présenter tous les symptômes du gros mal. A Babylone, c'est la déesse de la volupté, Istar (étoile), qui

dans son courroux, lance la maladie (dite lèpre) sur le héros Izdubar, qui
en guérit, mais perd son ami dont l'ibattu (pénis) avait trop fréquenté le
laû (vagin) de sa maîtresse; il présente la gangrène des organes génitaux, se
présente le corps couvert de pustules et croûtes écailleuses, perd ses cheveux, puis
perd la vie assez rapidement. Cet ami, Eabani, reçoit le mal d'une nommée
sukhat, nom qui rappelle le ukhet, ukhedu, uchêtu des Égyptiens; encore
achat ou morbus vulvæ.

En Perse, la syphilis est le bâo ou feu persan. En Syrie, Priape est atteint
du morbus phœniceus (φοινικεος). Dans Galien, Dioscoride, Arétée, Oribase, nombreuses sont les maladies donnant les caractères indiqués plus haut. Bien de
petites épidémies de peste ou de lèpre de l'antiquité, pourraient être rapportées
logiquement à une recrudescence de syphilis, noyée dans un milieu épidémique quelconque. Arétée nous décrit des tubérosités bourgeonnantes ὄχθοι, accompagnées de dartres λειχῆνες qui semblent bien appartenir à la vérole, il signale
aussi les ulcères égyptiens et syriens de la gorge (ægyptia ulcera). Celse signale
le chancre induré (liv. VI. Sect XVIII. pr. 1), et sous le nom de scabies (gale), Ausone
décrit certainement la vérole. Sur les murs d'un lupanar de Pompéi, un
client plombé par une prostituée du lieu, a inscrit le mot nome; or les
nomæ (voμαι), d'après Pline, sont des ulcères rongeurs; si ce n'est la syphilis,
c'est tout au moins la chancrelle... Le morbus Campanus, malum mortuum,
si célèbre au Latium, n'est rien moins que la vérole.

Scribonius Largus, décrit l'ulcère sordide de la verge, veretri tumorem ulcus
sordidum; Sextus Placitus Papyriensis, le carbunculus ou callos in veretro; le mot
callos est typique. Leonides, a aussi décrit un ulcère calleux de la verge, et
Serenus Samonicus, signale les douleurs dans les os, ostocopus. Paul d'Égine
décrit le ficus subduras, rubicundas; Aétius, le carbunculosa ulcera, avec rhagadas,
et pudendorem spontanea exanthemata. Les Romains ont eu leurs épidémies
de lichens et mentagres.

Chez les Arabes, c'est Mesuë qui décrivant le feu persan, ignis Persicus, signale des chancres, formica (μυρμηκιον des grecs) qui donnent naissance à des
ulcères putrides; Rhazès décrit les bothor (papules vénériennes); Avenzoár les
pustules sur le gland, alshumbra; Avicenne les saphoti, asafate, sahafati; safth,
aldea, alcohsi, asal, sayafati, dahesah (Aly-Abbas) sont les noms sous lesquels les
Arabes décrivent les accidents vénériens.

Enfin presque tout ce que les anciens ont écrit sur la lèpre, leuce, leucam,
lepram albam, albaram albam (Avicenne), se rapporte à la syphilis; même sur
certaines formes d'éléphantiasis, qui répondraient à la forme syphilitique
que nous appelons actuellement leontiasis (λεοντιασις, λεοντιον), aussi leprosi-
ses; les tumeurs calleuses τυλωσις rentrent probablement dans la catégorie.

Au M.A, avant le XVe siècle, les maladies vénériennes pullulent, la débauche est à son comble ; nombre d'auteurs ecclésiastiques signalent qu'elle règne complètement dans le clergé aussi, que les couvents sont ou de véritables lupanars, ou des refuges de pédérastes et tribades, que la meselerie (lèpre ?) y trône en maîtresse. L'évêque Jean de Spire, contracta un ulcère aux parties honteuses qui engendra une maladie dont il souffrit beaucoup et dont il mourut en 1104. Le lépreux est si contagieux qu'on l'isole dans une cabane (borde) et que probablement il est syphilitique. On arrive à compter 20000 léproseries en Europe, dont 5000 en France ; or, quand au XVe siècle on spécifiera la vérole, on verra tous ces lieux disparaître en quelques années, car la soi-disant lèpre n'existait plus.

La lèpre portait les noms de : leperia, lepra, libra, leprosites, lapre, liepres, lieppre, leprositas ; meselerie, meselelie, masclerie (1453), lagerie, misellerie. Les léproseries ont noms : leproserie, leprosarie, lepreserie, leprosarerie, leprosia, leprosaria, leprosarium ; megora (ar.), meselerie, meselaria, meselaria, mezellaria ; maladeria (1318), malanteria (1377), maladiere, maladrerie ; prendimentum, prenditio (1371), prenne (1384). Le lépreux se nomme : gafed (rom), lepros, liéprous, liéprues, leprosi ; sigillatus lepra ; lazaron ; varius ; mesel, mezellus, mezel, miselli, mesiax, miselle, rouge-musel (1465) ; maladrel, malart ; meseau, mesiaus, meziaus ; grigieur (1476) ; tartevelle (1382), à cause de sa crécelle ou tartavelle. Le commandus (Toulouse 1416), était l'acte de déclaration obligatoire de la lèpre. Étaient considérés comme lépreux, les cagots de Bretagne et Béarn, cacosi (M.L), demeurant dans leur cabane cacosomium. Autres noms : cacors, cabos, cagous (1436), capots, cachots, caquots, cassots, caqueux, cacoux (1350). Était aussi assimilée à la lèpre, l'éléphantiaca contagio, elephantia, éléphantie, elephantiasie, elephanse, dont les malades prenaient les noms d'enfretés, enfretas, elefamintus.

Au M.A, ce sont les chirurgiens qui soignent les malades vénériens ; les médecins ne s'abaissant pas à cette besogne, ne peuvent étudier ces maladies que les médicastres savent combattre avec succès par le mercure ; certains même préconisent, comme préservatif, d'enduire la verge de pommade au calomel. Metchnikoff et les Américains n'ont rien inventé. Le M.A est en progrès sur l'antiquité, il prône que les maladies vénériennes sont contagieuses. Un capitulaire de 1162 dit : « aucun tenancier de lupanar ne doit garder de femme ayant le mal dangereux de l'arsure. »

En 1250, l'évêque Théodoric qui s'occupe de chirurgie, décrit : de male mortuo, espèce de lèpre qu'il traite par des frictions hydrargyriques. Michel Scott (1214-1291) cite les infections contagieuses de la verge, et dit même qu'une femme infectée donne un enfant entaché du mal, c'est donc la syphilis. On commence à connaître les chancres cachés, cancris, ou ignorés, inconspicuum ulcus, comme cause d'infection.

Guillaume de Salicet (1270) décrit le nodo in virgâ, de crustis et cancroenis in cruribus,, qu'il traite avec le mercure, et qui provient de l'usage d'une femme fœda, foetida, immunda; les lotions vinaigrées après le coït sont son préservatif. Pierre d'Espagne, devenu le pape Jean XXI (1276) décrit le cancrum, cancrosum, de la verge; de même Gérard (XIIIe s.), Lanfranc (1290), parlent de l'infection de la verge et ensuite du corps tout entier, par leur commerce avec des femmes ayant des pertes, leurs règles ou des ulcères. Bernard de Gordon (1305) décrit le feu persan, le chancre et la chancrelle. Guy de Chauliac (1360), la formica et l'herpès malin; Valescus de Tarente cite l'ulcère chancreux (c-à-d. dur); Léonard Bertapalia (1404) le morus; Hugues Bence (1440), puis Sylvaticus, relatent même une syphilis constitutionnelle; plus tard, un avorton fut un tiercelet de vérole. Enfin, les scabies (ou gabs) curables par les préparations de vif-argent, furent souvent des syphilis, et Fracastor désigne encore la vérole par ce nom.

Le M.A, a eu de nombreuses épidémies qui dès le VIe siècle se sont succédées fréquemment; de même que dans les descriptions on reconnaît la variole, la rougeole, la véritable peste, on discerne la maladie vénérienne qui est souvent complexe, le malade ayant à la fois la chaude-pisse, la chancrelle et la vérole, ce qui amène des désordres locaux et généraux redoutables, et donne naissance aux épidémies désignées sous le nom: feu sacré (945), mal sacré (994), ignis plaga, ignis sacer, ignis divinus, ignis occultus (993), ignem concupriscentiæ, ignem carnalis. C'est encore le mal des ardents: pestilentiæ ignis (1029), mortifer ardor (1039), mal ou golle St Main, feu St Antoine (1346), mal St Andrieu (St Andrew), mal Ste Geneviève (1411), feu de la Bienheureuse Marie, qui déroutent les médecins impuissants, si bien que les les malades n'ont plus qu'à se recommander à Dieu et aux saints. On peut livrer aux chercheurs, à signaler si la vérole n'était pas dans les épidémies ci-dessous: feus Dieu (1129); mal St Ladre (St Lazari. 1369); mal d'Amiens (morbus ambianensis. 1369); mal St Eloi (1376); mal St Mersent (1379); mal Notre-Dame (1381), le jouel de N.D; feu St Fremin (Firmin. 1382); mal St Verain (1389); mal St Germain (1408); mal St Flour; mal St Aniani (St Aignan. 1423); feu persien (1611); flores beatæ Mariæ (1362); fleurs de N.D (1419); feu jehenal (xve s); feu d'enfer, mal felon dont on guérissait par l'intercission de St Eloi; Le Taffre, Tuffre (1396) espèce de lèpre; l'ester (mal sacré) etc.

Sous forme non épidémique, nous avons le mal boubil, bobais, bobas, las bubas, boba; l'éliphantie, lephantie, morfea, tusius; la vermocane (1302); le gros mal (1463). En 1456, sous le nom de broches, brokes, sont décrits les condylômes vénériens ano-vulvaires. Une charte de Copenhague, du 14e siècle, traite déjà du mal français ; un écrit de Mayence (1472) parle du mala Franzos. Il faut donc méconnaître l'histoire et être dépourvu d'esprit critique pour croire à l'origine de la syphilis au XV° siècle, et surtout à l'origine américaine. Pourquoi la syphilis, à la fin de ce siècle, prit-elle tout à coup un caractère épidémique si marqué, qu'elle sortit tout à fait de l'ombre et imposa son étude aux médecins? C'est une énigme qu'un chercheur patient pourrait déchiffrer.

Les médecins de cette époque n'ont aucune idée de la source américaine. Fioravente fait remonter son apparition à 1456, J. Salicet à 1457, Paracelse, d'après les dires de son père, médecin, à 1472, Wendelin Hock à 1483. D'après un ouvrage de Villalobos (1495), elle serait apparue à Madrid vers 1474. Pistor l'aurait décrite en 1498, avant le retour des Espagnols d'Amérique. Léoniceno (1497) dit que c'est la lèpre antique, mais la plupart croit à une nouvelle maladie. Une lettre de P. Marty (1488), décrit le morbus gallicus, comme las bubas et éléphantie. Donc, d'après l'expression de Ricord, le 15° siècle a été le 93 de la vérole. En même temps, on signala aussi la peste maranique, importée par les Juifs expulsés d'Espagne, et qui semble aussi devoir être rangée dans la syphilis.

Certains médecins voulurent décharger la vieille Europe et l'Asie de la primeur de cette maladie, et l'idée d'origine américaine fut développée sans preuves, par les efforts de Léonard Schmai ou Schmaus (1518), Nicolas Poll (1517), Ulrich Hutten (1519), surtout Oviedo (1525) le bourreau des Indiens, Astruc (1740), Girtanner (1788), etc. Le mal ou vaillard, bien installé et catalogué, eût tous les ans sa messe de St. Job, contre morbum gallicum (1521). C'est Paracelse qui a le premier signalé une paralysie syphilitique.

Parmi les médecins dissidents qui ne crurent pas à l'origine américaine, citons : Montésaures (1497) qui dit la vérole ancienne et décrite sous les noms de Cothor, asaphati, tissie. Biondo (1542), Sanchez 1752, Flajani (1741-1808), Heister qui ne la regardé pas comme inconnue des anciens.

Les nations elles-mêmes, reportèrent les unes sur les autres, le fait de l'extension effrayante dans le monde entier; or comme les Français, à cette époque, guerroyèrent contre presque toutes les nations, on leur jeta la pierre, et le nom de mal français fut donné à la maladie. De morbo gallico : male francese, mala Franzos, malum franciscum, mala de Frazos, malum de Francia, malum Francum, virulentia gallica, French pox, mal de Bordeaux (Angleterre). Il est vrai que les Français la nommirent mal italien, mal ou galle de Naples, de morbo napolitano, disant que les troupes l'avaient ramenée du siège de Naples. Les Turcs disent mal des chrétiens ou des Francs; les Persans, mal des Turcs; les Polonais, mal des Allemands; les Russes, mal des Polonais; les Maures, mal espagnol; les Portugais, mal Castillan, etc.

Mais bien d'autres noms furent donnés à la vérole. Scabies epidemica (Ulsenius. 1496); pestilentia scorea (Grünbeck); gorre, grande gorre, grand'gor, grosse gorre, gourre, goulre; rougno (1540); galle de mauvais lieu; goutte honteuse; carie vénérienne; pustule impudique; montulagra; peste de Venus; azote du ciel; torpeza (saleté); virulentia venerea (1596); mal venerien (Fernel.); cristalline (Guillaumet); mal vengut; mal de paillardiso; pudendagra; ganorrhea (Paracelse); pressura gentium (Paracelse); griculosus (1496); enguenalha, engue, inguen, inquinaria; litrialepra; luidus; tabe fluens (à cause des taches); vaireure, veringue; harengère; rinade, friscade; pelarelle, prellarelle (qui fait peler); paturda (Fallope); Suerie. Le vérolé est le croustelevé, crosteleveg, marasmé (1738). Puis comme les frictions mercurielles et les sudations, salivations, sont à la mode, c'est le pélerin de Suerie; attraper la vérole c'est aller en Barrère (baver).

Rappelons que Philippe Auguste et Richard Cœur de Lion, et leurs soldats ramenèrent de Palestine, l'arnaldia (1191) qui était la syphilis. En 124? l'empereur Frederic, meurt du ligdus (feu sacré). En 1472 le frère de Louis XI meurt d'une maladie qui semble une syphilis virulente, d'où le soupçon d'empoisonnement. François 1er contracte la vérole, et Antoine Lecoq, appelé en consultation avec Fernel, dit: C'est un vilain qui a gagné la vérole, frottetur comme un autre, et comme le dernier de son royaume, puisqu'il s'est gâté de la même manière. Le roi auquel on rapporta cette appréciation eût le bon goût d'en rire et de n'en pas vouloir au praticien. C'est qu'à l'époque on croyait aussi que la syphilis pouvait être spontanée, ou provoquée par le simple souffle du malade, un regard, etc. Cependant Alminar (1502) écrivant sur la vérole, voit clairement qu'on peut en rapporter l'origine aux rapports sexuels, mais pour ne pas enlever le respect dû aux religieux et prêtres de son époque, souvent atteints du péché mignon, il invoque une étiologie spéciale, la corruption de l'air et l'atmosphère viciée. Bien des papes, prélats et rois en furent atteints. Il est vrai qu'on pouvait l'attraper autrement; les établissements de bains la propageaient en forme d'épidémies, non seulement comme concurrents des lupanars, mais aussi par la contamination du rasoir servant à la scarification des ventouses dont on faisait un usage immodéré ; à cet âge d'or de la saignée à outrance, la lancette des barbiers prodiguait l'infection. Sous le règne d'Élisabeth elle était devenue fréquente en Angleterre ; la reine craignant que ses sujets n'en fussent atteints en se faisant laver et manier le visage par les mains de ceux qui sont accoutumés de se servir du mercure, défendit aux chirurgiens de raser, et aux barbiers d'exercer la chirurgie. Le cardinal Coscia (d'après Birmingham) vint trouver le pape Benoît XIII et lui avoua qu'il avait gagné le mal français pour s'être essuyé avec une serviette (?) dont s'était servie une personne entachée du mal. Le bon pape, en citant l'exemple du cardinal, engageait tout le monde à prendre garde de tomber dans le même cas.

Sébastien d'Aquila (1498) croit à l'ancienneté de la syphilis qui était, dit-il, l'éléphantiasis des grecs ; de même Benivieni (1502) qui y rapporte les formes mentagre et lichen. Benoît Textor (1550) commence à discerner la dualité des chancres ; Fallope (1555) indique l'induration chancreuse comme caractéristique de la vérole ; Thierry de Hery (1552) et Rondelet (1560) signalent que le chancre de vérole ne suppure pas. Alcazar (1575) prétend qu'Hippocrate a parlé de la syphilis (lichen et mentagre), qu'elle a paru de nouveau en Europe sous Tibère, puis en 1456 pendant la guerre de Jean d'Anjou, contre le royaume de Naples, parceque les soldats s'étaient nourris de chair humaine. De la Martinière (1664) appelle le chancre schyrre. Blancard (1683) indique l'ancienneté de la maladie, et Ucay (1688) prétend qu'elle est de tous les temps. Le Monnier (1689) décrit l'accident primaire sous le nom d'œil de perdrix. Heins (1697) croit aussi à l'antiquité. Pierre Garnier (Lyon 1699) distingue la gonorrhée, et les chancres non virulents, des produits de la vérole. Gérard Goris (1707) prétend que la syphilis a été décrite par Salicet et Valescus de Tarente. Jourdan de Pellerin (1749) est pour l'antiquité. etc.

C'est Hunter (1786) qui a bien établi les caractéristiques cliniques du chancre syphilitique que l'on nomma chancre huntérien. Nous savons qu'Ambroise Paré, Nicolas de Blegny (1673) et nombre d'autres, croyaient que la blennorrhagie est une des formes primitives de la vérole ; ce furent surtout Tode (1774) et Bell (1793) qui firent nettement la séparation. Ricord et son élève Passereau (1852) démontrèrent scientifiquement la dualité des chancres mou et syphilitique, le premier étant auto-inoculable et l'autre non.

La fin du 18ᵉ siècle, ne fut pas à l'abri de petites épidémies de vérole, rappelant les épidémies locales de Brünn (1578) et du mal Hongrois,

(1566); ce furent : la Radesyge (Scandinavie 1709); le mal de St Euphémie (Angleterre. 1727); le pian de Nérac (J. Raulin. 1752); le sibbens ou siwin (Gilchrist. Ecosse 1765); le mal de la baie de St Paul (1776); la falcadine (Falcado-Yllirie 1786); la maladie de Fiume ou Scherlievo (1790); la maladie de Chavanne (Hte Saône 1815). Enfin signalons comme syphilis des Pays-Chauds : les boutons d'Amboyne (Moluques. 1718), la framboesia, les yaws (Guinée-Jamaïque); le pian (Guadeloupe - Brésil).

*

Nous signalerons aux amateurs, des sujets de recherches. Étaient-ce des lésions syphilitiques, ces espèces de lèpres du M.A. appelées : baras (morphée); broigne; alboras (Roc. le Baillit); aïbora (teigne ou gale pour Paracelse); morphea (Salerne); morfea (Italie); scaturio (lèpre); scatus (gale sèche); serpedo, serrigo (Salerne).[2]

Puis les diverses gales : crousteau, crouteau, escrache, rafle, raffle, raphle, roifle, roise, roiffe, roffe, rifle, riffle, rinfle, ripe, rippe; depetigo, petico; fersa, ferça; accompagnées de bubons, croûtes écailleuses distinguées par leur sécheresse (gale sèches) de la véritable gale !

De même la draoncle, drancle, raoncle, raoucle, roancle, reancle, rancle, racle, avec ses chancres et éruptions cutanées, nous semble bien suspecte; et l'everole (Errole en Anjou), avec ses pustules et bubons; et l'orgueilleux, maladie avec taches et ganglions dont est morte une sœur de Louis IX; et le mort mal, mormal (1549); et les : maulubec, mauloubet, mascla, nolifis, rongerie (1567) ? Le malan, malon, malen, malence (XVe s) nous semble voisiner avec la vérole. Encore certains feux sacrés : alfus (gloss. Bil.); arpeta, erpeta, herpeta (1614); hursacrum; papici, feu volatil, goutte salée; incensio, incensio ignis; infernalis morbus; iniquus morbus. Certaines maladies à bubons : vulcatio (1361); languinaglia, louganues (1388); la serpigine, serpentineuse (1598); le patagus (Scaliger) avec taches, plaies et macules. Il y aurait aussi à chercher dans ces érysipèles douteux : enisacrum; erysipelata turgido; dans ces ulcères écailleux et furfureux (Joub.), putrescentes (1549), corrodants, herpestiomenes (B.d.Gord.); phagédéniques, despascens ulcus, pastio, dura ulcera, verrucosa ulcera (ὀχθώδη), papella (1147), therioma (livides): dans l'ungimère (maladie ulcéreuse de la bouche), et le porocèle (M.A), testicule induré, de quelle origine !

FIN

Dr H. Grasset

Prochain fascicule : Organes internes - Physiologie.

www.ingramcontent.com/pod-product-compliance
Lightning Source LLC
LaVergne TN
LVHW050636060726
842527LV00004B/1327